EL CUIDADO DE ENFERMERÍA A LA MUJER; CUERPO, CÁNCER, MASTECTOMÍA Y SUS SIGNIFICADOS

EL CUIDADO DE ENFERMERÍA A LA MUJER; CUERPO, CÁNCER, MASTECTOMÍA Y SUS SIGNIFICADOS

MÓNICA GALLEGOS ALVARADO.
CELIXA LUCÍA PÉREZ VALDEZ.
SEBASTIÁN BUSTAMANTE EDQUEN.

Prólogo de la Dra. Cristina Ochoa Estrada.
Jefe de estudios de postgrado de la FAEO/UJED.

Para realizar pedidos de este libro, contacte con:
Palibrio
1663 Liberty Drive
Suite 200
Bloomington, IN 47403
Gratis desde EE. UU. al 877.407.5847
Gratis desde México al 01.800.288.2243
Gratis desde España al 900.866.949
Desde otro país al +1.812.671.9757
Fax: 01.812.355.1576
ventas@palibrio.com
705772

ÍNDICE

DEDICATORIA

A Dios, por haberme dado la fortaleza, por ser mi guía en la vida.

A mis padres y hermanos, Por inculcarme de manera inconsciente el amor por la enfermería y por caminar conmigo siempre haciéndome sentir seguridad, amor y confianza.

A mi esposo e hijos, Por su confianza y apoyo sincero para el logro de esta meta; por tu *"Vive y aprende"* Amor, gracias por estar siempre a mi lado, ISIS Y MANUELITO Lo único que les puedo decir es que si el amor por un hijo se pudiera expresar, no habría hojas suficientes para escribirlo, pero tengan la seguridad de que son mi fuente de motivación e inspiración.

A mi suegra y mis cuñadas, Por sus enseñanzas, sus palabras de aliento, sus cuidados y su amor para mí y mis hijos.

A todas las mujeres mastectomizadas por cáncer de mama, *que* me permitieron ser parte de sus vidas como cuidadora. No me puedo despedir sin expresar mi agradecimiento a las personas que con alguna acción brindaron aportaciones para la conclusión de este trabajo.

Hablar de cáncer y, específicamente de cáncer de mama, es referirse a una gran gama de emociones y de los sentimientos más profundos que pueden existir de una mujer, ese deambular a lo largo de su historia, observar y definir su feminidad, embriagarse completo de su maternidad, detallar firme su sensualidad e ir por mucho, más allá de su sensibilidad, todo por lo que hace que se desborden enormes cantidades inimaginables de emociones y sin embargo, debemos reconocer y sabemos que no es el cáncer en sí quien genera todo ello, es todo lo que implica su entorno y todo lo que se halla alrededor de esta parte corporal.

Una de las grandes preocupaciones que ha cobrado impactante fuerza por la importancia de su presentación y de las sobrecogedoras secuelas tanto físicas como emocionales son, sin lugar a dudas, el estudio de aquellos temas relacionados con el cáncer de mama y son bienvenidos todos aquellos argumentos que se ocupan de este punto total de la atención y cuidado de las personas que sufren de alguna neoplasia, en especial el cáncer de mama.

Esta obra hace referencia y hace una excelente analogía entre aquellas personas que han sufrido la mutilación de una parte de su cuerpo con respecto a su situación previa a esta condición, desencadenada como parte del tratamiento quirúrgico en una institución de especialidad médica en el Estado de Durango, espléndidamente consideradas desde el punto de vista de la enfermería para el cuidado del cuerpo en la mujer mastectomizada, y en las que se proponen basados en las experiencias vividas, sufridas, vertidas directamente de los principales protagonistas de este capítulo aparte.

Los investigadores y autores de esta obra, son valiosos elementos participantes y conocedores del tema que ocupa, así como de la metodología en la investigación y que le han dado singular forma y energía a la misma, distinción especial en esta excepcional ocasión a la Dra. Mónica Gallegos Alvarado, quien imprime en cada expresión narrativa además de su vasta experiencia docente en el área de la enfermería aquella adquirida en el desempeño de sus funciones operativas en el terreno administrativo y quirúrgico principalmente con pacientes que son tratadas por mastectomía debido a cáncer de mama. Narrativas que llevan implícito el pasado de cada participante, mostrando ejemplarmente en el presente las características básicas englobado en una Historia de vida, con la compenetración y complicidad tanto del autor como de las pacientes que participan, con quienes se fomentan las relaciones interpersonales y sus percepciones particulares con base a interpretaciones de las versiones del diario acontecer, obtenidas inteligentemente en entrevistas que abordan temas en situaciones individuales así como aquellos fenómenos de estirpe de relaciones sociales, que guían a conseguir formidablemente las bases teóricas que fundamentan esta obra magníficamente lograda.

Es este pues el producto del gran esfuerzo y sensibilidad de quienes son participes de esta extraordinaria obra, que incita a la reflexión y motiva al conocimiento de un nuevo paradigma de cuidado del cuerpo por parte del profesional de enfermería con la integración del equipo multidisciplinario.

Con respeto y admiración
Dra. Ma. Cristina Ochoa Estrada
Jefe de la división de estudios de posgrado
De la Facultad de Enfermería y Obstetricia de la UJED
Hospital General 450 de la Secretaria de Salud en Durango.

PRESENTACIÓN

En el presente texto se pretende brindar una mayor comprensión del significado que la mujer con cáncer de mama que ha perdido un seno le da a su cuerpo, con el propósito de reconocer sus necesidades de cuidado, lo que representa un apoyo en el conocimiento que sobre el cuidado profesional se tiene, con el enriquecimiento del análisis de los discursos de las participantes así como los teóricos retomados se puedo proponer una base teórica para la atención de esta población y la población en riesgo de padecer el cáncer de mama ya que se trata de un problema de salud pública a nivel mundial.

En el Capítulo I, se aborda la motivación principal para retomar la temática que tiene relación con el desempeño profesional en el ámbito de los cuidados a pacientes en situaciones de salud comprometida por alteraciones provocadas por el cáncer, creando la necesidad de releer el cuerpo en el contexto del cuidado profesional actual, las composiciones vigentes, las corporeidades de los sujetos, factores personales tan variados y complejos de los seres humanos, lo que representa para la profesión de enfermería una oportunidad de mayor acercamiento a la mujer con cáncer de mama y a su proceso terapéutico que cambia significativamente la imagen corporal y modo de vivir.

En el Capítulo II: se contextualiza en forma general los aspectos recurrentes a la noción alterada del cuerpo, su relación con el cuerpo femenino y la afectación mamaria, también se aborda la contextualización social y sociodemográfica de la mujer mastectomizada por cáncer de mama a nivel mundial como un problema de salud pública, así como los aspectos sociales y económicos a los que se enfrenta la mujer mastectomizada, situaciones importantes para proporcionar un cuidado del cuerpo más adecuado por lo que retomar el contexto en atención de salud, cuidado y enfermedad.

En Capítulo III: Se menciona el abordaje teórico y metodológico referenciando la participación importante de Leonardo Boff, Nebia

Almeida de Figereido, David le Bretón, Edgar Morín y Sebastián Bustamante como referentes teóricos que apoyan el desarrollo del estudio, abordando desde la filosofía y la antropología del cuerpo de donde surge la sociología implicada al cuerpo y la teoría de la corporeidad en el campo de la enfermería, considerando que al hablar del cuerpo no es hablar tan solo de una parte del ser humano sino de su totalidad, un cuerpo que identifica al ser humano como un ser unidual y con una oportunidad de vida, por lo que es importante retomar los aspectos teóricos que fundamentan el saber hacer y cómo hacer para el profesional de enfermería en el cuidado del cuerpo de la mujer mastectomizada, pues refiere que quiere ser cuidada con ética y estética, es decir con sensibilidad y destreza pero también espera que se aborde en el cuidado del cuerpo a la familia.

Como ya se dijo en el capítulo III, se habla también del abordaje metodológico del presente estudio cualitativo para profundizar en el mundo de los significados, de las acciones y relaciones humanas, un lado no captable en ecuaciones y estadísticas, el método utilizado fue el enfoque biográfico en la modalidad de historia de vida, lo que permitió una aproximación mayor con las mujeres sometidas a mastectomía por cáncer de mama, narrada hacia sus experiencias, la concepciones y significados del cuerpo apoyando el reconocimiento de las necesidades de cuidado, teniendo presentes y respetando las consideraciones éticas y legales para la investigación científica en humanos.

En el Capítulo IV: como resultados y discusión, se retoma que al considerar el cuerpo de la mujer con cáncer de mama, como un organismo complejo, que envuelve al ser humano como ser a la vez físico, biológico, síquico, cultural, social e histórico y se consideran las distintas funciones y órganos que puedan experimentar algún desorden o proceso anormal que se manifiestan en la enfermedad, pero, al mismo tiempo, como ser humano vivo (re)significa la capacidad de acoger la vida tal como es, con sus posibilidades y su entusiasmo intrínseco, pero con su capacidad de crecer, humanizarse y convivir con las dimensiones de la vida, la enfermedad y la muerte, es decir, en su condición mortal; Por lo que el cuerpo para la mujer mastectomizada está construido socialmente, tanto en lo que se pone en juego en la escena colectiva como en las teorías que explican su funcionamiento o en las relaciones que se mantiene con la mujer a la que encarna, por lo que como resultados de los discursos obtenidos en las historias de vida de las mujeres mastectomizadas por cáncer de mama, emergieron las siguientes categorías empíricas: **(Re) significando el Cuerpo y Enfermería en el cuidado del cuerpo.** La primera categoría con tres subcategorias: identidad corporal y subjetiva, Unidualidad corporal y espiritual y oportunidad de vida – muerte; la segunda categoría, con dos subcategorias: **Ética y estética del cuidado: sensibilidad y destreza y, cuidado, cuerpo y familia.** Ambas categorías en conjunto, hacen referencia a la idea que el cuerpo de la mujer, no es un atributo de "tener", si no el lugar y el tiempo indiscernible de la identidad y la porción del universo que animamos, informamos y personalizamos caracterizándola con una identidad individual, social, ideológica, espiritual, sexual, única, es decir un ecosistema vivo, una realidad objetiva pero además subjetiva como relativo a la forma de pensar y de sentir; así mismo las participantes exteriorizan que les gustaría ser consideradas no solo como un ser humano reducido solo a las células, los tejidos o un órgano como es el seno si no en la percepción de su totalidad de la complejidad de todo su cuerpo físico pero también espiritual, al permitir el mantenimiento de la dualidad en el seno de la unidad de todo su ser como cuerpo y alma, dando paso al significado del cuerpo como Unidualidad corporal y espiritual lo que le permite una oportunidad de vida en donde la identificación de las necesidades de cuidado para el profesional de enfermería y la familia e incluso las necesidades de autocuidado estarán completas si es considerado el significado del cuerpo como identidad corporal y con la Unidualidad corporal y espiritual que representa, permitiendo conocer sus experiencias, sus valores, sus sentimientos es decir aquello que identifica a la persona y la hace un ser único como ser de cuidado el cual requiere de elevar su confianza y seguridad en todo momento para afrontar con cierta madurez las modificaciones propias de un cuerpo vivido y adaptarse según sus recursos, lo que permitirá una fortaleza en el cuidado que refuerza la confianza en las energías regenerativas de la vida y en los cuidados físicos, funcionales y de rehabilitación propios que se requieren según su necesidad corporal, social, emocional y espiritual, buscando así el logro de un equilibrio entre la autoafirmación e integración en un todo mayor la familia y/o la comunidad como un ser social; por lo que se requiere indudablemente el cuidado del cuerpo con ética y estética es decir con sensibilidad y destreza.

Se concluye en el capítulo V, de consideraciones finales y recomendaciones con las consideraciones enmarcadas en una propuesta para enfermería en el cuidado de enfermería a la mujer; cuerpo, cáncer, mastectomía y sus significados, un nuevo paradigma de cuidado del cuerpo de la mujer con cáncer de mama en su rehabilitación física, social, emocional y espiritual ya que, además de cuidar el cuerpo humano, la enfermera (o), puede y debe cuidar del cuerpo físico, social, histórico, ambiental y espiritual, como una forma de cuidar y lidiar con la posibilidad de crear y recrear la vida hasta el proceso de morir. La enfermera por su sensibilidad, destreza, compromiso y competencia, (lo ético y estético), tiene el derecho y el deber de procurar nuevos rumbos, abrir fronteras de la promoción, prevención y precaución de la salud humana procurando enriquecer y buscar un nuevo paradigma de cuidado del cuerpo y una nueva interrelación en enfermería incluyente hacia la familia, ambiente y el contexto bajo los principios, normas, y actitudes de cuidado haciendo frente a la mistificación, para ello es preciso considerar la historia, la filosofía, teoría y práctica de esta profesión, buscando responder con respeto, amor, autenticidad, originalidad, sensibilidad, cordialidad, ternura, compasión y solidaridad en el cuidado de la salud en todos y cada uno de los problemas sociales y los procesos crónicos como lo es el cáncer de mama y su rehabilitación en los tratamientos locales como la mastectomía.

Dras. Mónica Gallegos Alvarado.
Y Martha Lilia Parra Domínguez.

CAPÍTULO I

INTRODUCCIÓN

La motivación para realizar un estudio con temática, sobre el cuidado de enfermería en la mujer mastectomizada y su cuerpo, surge como inquietud durante el desempeño profesional académico y asistencial en el campo del cuidado integral a la persona con cáncer. Durante esta experiencia, se pudo observar que algunas de las mujeres con cáncer de mama, padecimiento caracterizado por el crecimiento descontrolado de las células mamarias y que en la mayoría de las ocasiones se hace necesario como tratamiento local ser sometidas a mastectomía, es decir la extirpación[1] de la mama o ambas mamas según sea el caso, experimentando momentos de temor ante la muerte, contemplando en muchas ocasiones la posibilidad de dejar solos a sus hijos y contemplan también la pérdida de su pareja por los cambios en su cuerpo, manifestando preocupación por la imagen proyectada ante el otro, por las complicaciones, por el desempleo y los recursos limitados para su atención, generando en muchas ocasiones: estrés, angustia y tristeza en la persona y en su familia, razón por la cual, día a día representa un reto el identificar y aportar conocimiento en el área del cuidado de las personas con cáncer de mama, representando en los últimos años un problema de salud pública por su incidencia y prevalencia a nivel mundial.

Para la profesión de enfermería retomar esta temática, representa la oportunidad de un mayor acercamiento a la mujer con cáncer de mama y a su proceso terapéutico que cambia significativamente la imagen corporal y modo de vivir, pero además permite profundizar en la necesidad de releer el cuerpo en el contexto del cuidado profesional actual, donde las concepciones intelectuales privilegiadas ignoran las

---

[1]   Seccionar o cortar mediante cirugía un órgano o una parte del cuerpo.

1

corporeidades de los sujetos y los factores personales tan variados y complejos que influyen en la aparición y evolución de la enfermedad, así como en la terapéutica, incluso en la evolución de su propia vida, debido a que, las mujeres mastectomizadas pasan por distintos momentos críticos para ellas, desde el momento del diagnóstico, la propuesta del tratamiento quirúrgico y momentos posteriores a la misma, sobre todo cuando se enfrentan de nuevo a la vida cotidiana con un cuerpo incompleto. Situaciones que se acentúan al someterse a los recursos terapéuticos multidisciplinarios que en algunas ocasiones se hacen necesarios como lo son: radiaciones ionizantes, quimioterapia, incluyendo terapia hormonal y hasta más recientemente la inmunoterapia.

La Organización Mundial de la Salud (OMS) en el año 2012 reporta que el cáncer de mama es frecuente entre las mujeres, representando la primera causa de muerte a nivel mundial con un registro comparado de 458,000 muertes en el 2008 versus 522,000 para el 2012. Sin embargo, la Asociación Española Contra el Cáncer (aecc) en el 2013, reportó que cada año se dispone de mayor información para diagnosticar precozmente y tratar el cáncer de mama, lo que ha permitido que la supervivencia global esté mejorada notablemente en los últimos 20 años.

México enfrenta hoy en día uno de los desafíos más importantes para la salud de la mujer adulta, con una población de más 112 millones de habitantes, en su mayoría población femenina, el Cáncer de Mama (CM); a partir del año 2006 se encuentra como la primera causa de muerte por neoplasia en mujeres mexicanas y la primera causa de incidencia entre mujeres de 30 a 59 años de edad, constituyendo un alto costo social y económico, para las personas que lo padecen, sus familias y los servicios de salud, ya que implica su atención en el periodo de diagnóstico, tratamiento y rehabilitación (Knaul, 2009).

Sin embargo, como ya se mencionó, gracias a los avances en el terapéutica específica, es considerado uno de los canceres con mayor supervivencia[2], de ahí la importancia de una detección oportuna y de la rehabilitación

---

[2]   Acción y efecto de sobrevivir considerando que el sobrevivir es vivir después de la muerte de otra persona o después de determinado suceso según el Diccionario de la lengua española WWW.rae.es/recursos/diccionarios/drae.

posterior al tratamiento quirúrgico por parte del profesional de enfermería y el equipo multidisciplinario, preferentemente bajo un nuevo paradigma del cuidado del cuerpo. Cabe destacar que entre el 50 % y el 80 % de las mujeres diagnosticadas con este padecimiento, deben afrontar la realización de una mastectomía como parte de un tratamiento reparador y como consecuencia la presentación ante la sociedad en espacios públicos y privados, con una nueva imagen física y los cambios corporales que eso representan, llevándolas a vivir sus años de sobrevida de una manera diferente con un nuevo cuerpo o mejor aún una corporeidad transformada, ya que la mama femenina ha sido, es y será una parte fundamental en la mujer, desde el punto de vista estético-sexual, y fisiológico-nutritivo. (Morales, 1991).

La Secretaría de Salud (SS), informa que en el año 2008 por el número de mastectomías registradas fue el tratamiento más realizado, reportando un total de 3,425 mastectomías a nivel nacional, con una frecuencia de reconstrucciones mamarias escasas, registrando únicamente 97 reconstrucciones en total para el mismo año y en el caso del Instituto Mexicano del Seguro Social (IMSS), la intervención dominante también corresponde a la mastectomía en sus diferentes modalidades con un 46%, seguida por la cirugía conservadora en un 20%. Los costos que reportan para dichos procedimientos oscilan entre 11 503 pesos, para la cirugía conservadora con disección ganglionar y 35 222 pesos de la mastectomía, costos que si bien es cierto son elevados pero son aumentados aún más cuando se presentan complicaciones posteriores a la cirugía, representando mayor número de días por internamiento.

Román, (1998), comenta que la mastectomía a lo largo de la historia ha sido considerada como un tratamiento más o menos agresivo para tratar el cáncer de mama y debido al concepto que se tenía de la enfermedad como proceso local, el empleo de la mastectomía era la única opción terapéutica, pero en el 2008, el cáncer de mama ya se consideró como una enfermedad sistémica, que requería un tratamiento multidisciplinario, en el cual la cirugía siguió teniendo un peso específico importante, con intervenciones un poco menos agresivas. Cabe hacer mención que la mastectomía en sus diversas modalidades, es el mejor de los tratamientos para etapas tempranas del cáncer de mama, ya sea como único tratamiento o asociado a algún otro tratamiento y desde el año 2000, la mastectomía es el método que en primer lugar proporciona el diagnóstico de un alto porcentaje de los casos, para posteriormente llevar el control del tumor mamario, pero también informa al clínico de la existencia y número de las metástasis ganglionares presentes en la pieza operatoria; siendo ésta la información de mayor trascendencia para la utilización de métodos terapéuticos complementarios y su indicación se describe de acuerdo a las diferentes etapas clínicas[3]

La mujer postoperada de mastectomía se enfrenta a complicaciones físicas frecuentes como la dureza, engrosamiento, deformación y pérdida de la sensibilidad de la extremidad superior próxima a la mama extirpada, debido a la resección de los ganglios linfáticos y puede producir graves alteraciones hísticas que conducen a la fibrosis o impotencias funcionales de la extremidad afectada, situaciones poco tratadas por el profesional de la salud y que deben ser afrontadas por la mujer en la vida cotidiana en suma con un referente cultural en el cual la mama es vista como un símbolo de feminidad, de atractivo físico, elemento de la nutrición y también de excitación sexual. Al respecto Torrens (2003) refiere que las reacciones de la mujer dependerán de los conceptos de su propia sexualidad y feminidad, así como de las respuestas de su pareja, pero también a la habilidad con la que el equipo de salud y el profesional de enfermería proporcionen cuidado integral del cuerpo con la información, apoyo y sugerencias específicas para la rehabilitación postoperatoria. Considerando el cuidado de enfermería como, la acción encaminada a realizar por alguien lo que no puede hacer la persona por sí sola tanto para cubrir sus necesidades básica incluyendo la explicación para mejorar la salud a través de la enseñanza de lo desconocido, la facilitación de la expresión, de sentimientos, la intensión de mejorar la calidad de vida del enfermo y su familia ante la nueva experiencia que debe afrontar como se estipula en la Norma Oficial Mexicana para la práctica de enfermería en el Sistema Nacional de salud (NOM-019-SSA3-2013).[4]

---

[3]   Información proporcionada en el Compendio de Patología Mamaria editado por la Secretaría de Salud en el año 2002, utilizado como guía de la práctica clínica dentro de las instituciones mexicanas.

[4]   Como marco regulatorio, establece límites en cuanto a la responsabilidad jurídica que debe asumir el personal de enfermería, con base a las competencias adquiridas a través de la formación académica.

No obstante, al considerar a la mujer mastectomizada como un ser humano sujeto de cuidado, no se puede reducir sólo a las células, los tejidos, los órganos, los sistemas, etcétera, como lo hace la ciencia moderna, nacida por Newton, Copérnico y Galileo Galilei, en la cual, se ganó en lo especifico pero se perdió en su totalidad, desapareciendo en la percepción de la totalidad y de la complejidad del ser humano, como una de las características más visibles de la realidad que nos rodea, designando múltiples factores, energías, relaciones, interrelaciones, reacciones que caracterizan a cada ser y al conjunto de los seres del universo, entendiendo la realidad como un todo estructurado y dialéctico, atravesando por múltiples determinantes.

Dentro de este contexto social impregnado por el paradigma biomédico no es difícil imaginar que con una mastectomía como opción de tratamiento por padecer una enfermedad devastadora como el cáncer, lo que se mutila no sólo es el seno, si no su integridad biológica femenina, como parte de su cuerpo, en donde destacan las características y las prácticas que se han atribuido como esencialmente femeninas: la maternidad, la función nutricia, la simetría anatómica, etcétera. Observándose que hay una territorialización de lo esencialmente femenino en el cuerpo, como si el cuerpo fuera su destino.

Para el profesional de enfermería, el comprender los cambios en el cuerpo desde la perspectiva de la mujer mastectomizada, resulta relevante como un aspecto esencial en el cuidado humano, teniendo en cuenta que las mujeres deberán afrontar no sólo los cambios en las dimensiones psico-emocionales de la vida, con el cuerpo como tal, sino que cualquier intento por comprender su experiencia, lleva a ser entendida como una entidad social y biológica, pues la realidad biológica del cuerpo impacta los procesos y prácticas sociales. En suma todas las acciones desde las más simples e íntimas hasta las que se producen en la escena pública implican la intervención del cuerpo y en este sentido lo corporal no constituye un objeto de estudio aparte, sino que está inmerso por los indicadores vinculados a problemas de salud pública. En el presente trabajo se trató de delimitar a la mujer que fue sometida a mastectomía por cáncer de mama, como sujeto de cuidado para la profesión de enfermería, desde una perspectiva dialéctica, delimitando el objeto de investigación a partir del cuerpo humano que espera ser sanado o aliviado mediante heridas que produce un tratamiento quirúrgico agresor y presuntamente benéfico; al mismo tiempo que no es sólo un acontecimiento físico; biológico, sino también biográfico que sucede en el contexto de la vida personal y familiar.

Se pretende compartir con los lectores, los ejes centrales de reflexión y análisis que surgen de las experiencias derivadas del estudio realizado en el Contexto de la Universidad Nacional de Trujillo, en el que participaron mujeres mastectomizadas por cáncer de mama, residentes del estado de Durango, México; Surgiendo elementos facilitadores o disruptores en la reconstrucción del significado del cuerpo y sus implicaciones en el cuidado corporal, considerando que el cuerpo es la unidad de lo biológico, lo material, lo creativo y lo cultural, extractos que como un todo se conjugan para formar su corporeidad y que se manifiesta como una realidad compleja y abierta a lo histórico. Con el presente trabajo se pretende describir y analizar los significados que sobre el cuerpo construye la mujer con cáncer de mama, que ha sido intervenida de mastectomía e identificar las bases teóricas y prácticas de enfermería para el cuidado de la mujer mastectomizada por cáncer de mama.

Considerando que el cuerpo, a lo largo del tiempo ha estado allí, como mudo testigo de búsquedas y reducido en la interpretación cultural a solo una de sus facetas, *la visible*. Invadiendo hoy en día nuestras prácticas alimentarias, de cuidado, higiene, vestido y muchas más encaminadas a consagrar una cultura híbrida del trabajo y el placer. Sin embargo, la posibilidad de enriquecer ese sentido del cuerpo con otras visiones diferentes en el área de la salud, en donde se analicen sucesos sociales y perspectivas individuales, como seres de cuidado y como parte de una totalidad compleja, tratando de develar su esencia misma, sin ser tratado como un objeto, que puede ser pesado, fotografiado, disecado en sus muchas partes y ser descrito gráficamente e ilustrado en los libros de texto de anatomía. Si no, desde el punto de vista fenomenológico; en donde el cuerpo, no es tratado como objeto de análisis si no como fuente de expresividad, de comunicación y de interrelación: **Es la corporeidad.**

Dicho análisis contribuye teórica y epistemológicamente para el saber de enfermería porque, al estar frente a los significados que han construido las mujeres mastectomizadas por cáncer de mama sobre su cuerpo, entendiendo que es ahí donde están los saberes, el sentido común acerca del objeto como la experiencia vivida. Encontrando en sus afirmativas; elementos de la ciencia (anatomía y fisiología del cuerpo) y de la religión e ideología (creencias sobre el cuerpo, sobre sus modos de vivir y su sexualidad), que le han dado al cuerpo representación de identidad corporal, Unidualidad y oportunidad de vida, favoreciendo con esto el rescate de las bases teóricas para el saber enfermero en el cuidado del cuerpo vivido, denotando su lado subjetivo, las actitudes, los valores éticos y espirituales y aprovechando al máximo las capacidades, entendiendo a la persona de manera integral.

De acuerdo a lo anterior en el presente estudio se pretendió analizar el cuerpo dentro de un espacio social e individual en mujeres diagnosticadas de cáncer de mama y sometidas a mastectomía como parte de su tratamiento y quienes ya vivieron la experiencia de tratar de incorporase a la sociedad. Los resultados indudablemente favorecerán, la (des) construcción de significados que permitan continuar analizando universos subjetivos, como objeto-sujeto de intervención social desde el campo de la enfermería, favoreciendo la identificación de bases teóricas de enfermería para el cuidado del cuerpo, para su integración en la práctica profesional y en la formación de los profesionales de enfermería preocupados y ocupados del cuidado del cuerpo del otro, integrando así en su vida el amor, la ética y potenciando el vivir y sentir del cuerpo en sus connotaciones de saber pensar, saber ser y saber hacer, lo que representa un reto para la profesión de enfermería, por lo que el presente estudio pretende fortalecer el conocimiento de la profesión en la práctica docente, disciplinar y en la política pública.

CAPÍTULO II

CONTEXTUALIZACIÓN DEL ESTUDIO:
ENFERMERIA, CUIDADO Y CUERPO DE LA MUJER MASTECTOMIZADA.

Contextualización del estudio cuerpo y cuidado.

La noción del cuerpo debe ser reconocido por la mujer mastectomizada como la conciencia real de su cuerpo y no sólo como la mera experiencia en el trascurso de su vida, sino como el conjunto de significaciones que a partir de ese cuerpo atribuimos al mundo que nos rodea; por lo que la revisión de las condiciones socio demográficas, sociales, económicas y de cuidado de su salud, por el profesional de enfermería es sustancial ya que el cuidar de otro en el área de la salud es como tener un proyecto de *saber hacer* y eso exige buscar entender sus significados para clarificar y resolver problemas.

Montero (2004) afirma que en la afectación mamaria se distingue el progreso entre dos parámetros del órgano que es la mama, tan peculiar y variable; el primer parámetro se da a la manera como la percibe la propia mujer y la sociedad[5] y el segundo parámetro, serán los conceptos médico científicos para curar sus enfermedades, considerando que si la función única de la mama femenina fuera la lactancia, como en el resto de los mamíferos, sus enfermedades tendrían sin duda menos trascendencia para su cuidado; el problema es que en la raza humana existen otras múltiples funciones, a partir del hecho de que la mama sea un órgano permanente y

---

[5] La mama es una glándula especialmente preparada para la producción y secreción de la leche con finalidad nutricia para las crías, en este sentido la presencia de este órgano es tan importante que permite la clasificación de sus portadores como mamíferos. Dr. Juan Montero Ruiz. Historia del tratamiento del cáncer de mama Tomado de: http://www.uninet.ed.

no sólo evidente durante la lactancia, como en el resto de los mamíferos, nos muestra ya la posibilidad de que ejerza otras funciones.

Por otra parte el origen del universo en el mito de la vía láctea y la fecundidad, en la Venus prehistórica, apoyan sin duda la representación de la mama en la raza humana como un órgano erótico[6] que también *simboliza* feminidad, belleza y sufrimiento por las enfermedades que en ella se pueden asentar, representando así un órgano estético[7]. Por lo que se puede afirmar que el hecho de ser en la mujer un órgano permanente, le confiere además de la función nutricia otras funciones propias de la raza humana, lo que en los profesionales de enfermería se debe tener presente, al igual que el carácter simbólico del cuerpo, aludiendo a lo señalado por Mier,[8] la mujer mastectomizada como cualquier ser humano se expresa simbólicamente en su corporeidad, es decir, "manifiesta sus pensamientos, emociones, deseos, sentimientos, afecciones e incluso las vicisitudes de su desarrollo vital, en formas y procesos de significación materializados en expresiones simbólicas"

La evidencia de la realización de la cirugía mamaria, muestra que hasta principio del Siglo XIX, no se tenían adelantos en el tratamiento del cáncer de mama de manera significativa, pero, con la aparición de la antisepsia y el descubrimiento de la anestesia se abrieron nuevos campos para la cirugía y dentro de esta la cirugía mamaria por cáncer de mama. En este sentido a finales de ese siglo XIX y principios del siglo XX es introducida ya como el primer tratamiento quirúrgico eficaz la *mastectomía* asociada a la extirpación de los ganglios linfáticos axilares. Ha de tenerse en cuenta que, en esta época, la mastectomía habitualmente resultaba el único tratamiento quirúrgico factible, ya que las pacientes solían acudir a consulta en una fase avanzada, con un desarrollo tumoral importante.

---

[6] Este erotismo trata de destacarlo la moda variable a través de los tiempos. "Historia del tratamiento del cáncer de mama"
[7] para la mujer es primordialmente un órgano estético "para sí misma" antes que "para los demás" y ha estado representado en el arte en toda su historia.
[8] Expone Mier GR. Dentro del Seminario Teoría Antropológica México: ENAH: 2003.

Al mismo tiempo se comenzó a considerar la posibilidad de tratar localmente el cáncer mamario extirpando sólo la parte de la glándula en la que se había desarrollado el tumor, dando lugar al concepto de cirugía conservadora de la mama. Esta consideración se debió a diversos factores. En primer lugar, la educación sanitaria que dio lugar a que las mujeres acudan a consulta con tumores más pequeños que podían erradicarse extirpando una proporción de la glándula lo suficientemente pequeña como para permitir una secuela estética aceptable. En segundo lugar, la conciencia en la comunidad científica de que la enfermedad podía comenzar a diseminarse desde sus primeras fases y que por lo tanto, una mayor radicalidad de la cirugía era limitada para evitar la enfermedad a distancia. Un tercer punto, es el desarrollo y la introducción de otros medios terapéuticos como la quimioterapia o la hormonoterapia, que permitían abordar el tratamiento de la enfermedad a distancia, en el que la mayor radicalidad de la cirugía había fracasado. En la actualidad estos tratamientos complementarios se aplican en la inmensa mayoría de casos después de la cirugía.

Actualmente existe la tendencia a practicar una cirugía tan conservadora como sea posible, sin embargo, la mastectomía aún para el año 2013, representa el tratamiento quirúrgico indicado entre un 40 y 80% de los casos. Ello se debe a que su indicación no sólo es necesaria por diagnóstico de tumores localmente avanzados, sino también por enfermedad multicéntrica o por enfermedad en fases precoces, incluso de cáncer de mama no palpable.

La percepción de la enfermedad instalada en el cuerpo físico-anatómico y sus tratamientos algunas veces mutilantes, como la mastectomía reclama la re significación del propio cuerpo, como cuerpo vivido, histórico y de su relación con el mundo. De hecho, es desde el propio cuerpo que se funda el punto de vista que mueve a la construcción de significados y acciones. Por lo que hablar de las mamas es hablar de la mujer y lo que la corporiza es hablar de cuerpo femenino, que siempre despertó mayor erotismo[9],

---

[9]   La erótica es la forma concreta de realizar y expresar la sexualidad y no es igual la forma de expresarla a través del tiempo. Para el desarrollo de la erótica entran en juego muchos factores: valores, creencias, sentimientos y la forma de pensar y de entender las relaciones sexuales y las relaciones de pareja. De

en donde sabemos que esta erótica no se mantiene igual durante toda la vida, tampoco tiene el mismo significado en nuestro tiempo que en el pasado, a lo largo de las distintas épocas de la historia, ni por supuesto, si lo comparamos entre diferentes culturas.

En este sentido, la perspectiva histórica que tenían los griegos con influencia importante en la significación cuerpo, giraba en torno al arte, entendido éste como la máxima expresión, es decir abogaban y trabajaban por conseguir un cuerpo perfecto. Su concepto de arte se apoya en la síntesis de lo bueno y lo bello, lo que implica una conexión con lo mental, lo moral y lo físico, pugnando por un desarrollo interior a partir del cultivo de la apariencia externa, de ahí que, se abanderara el eslogan de "mente sana en cuerpo sano". Presuponiendo que la salud en su amplio sentido sólo puede ser albergado en un cuerpo bien cuidado, estético y bello. Tal como lo apunta Meinel y Shnabel (1987).

La dictadura del modelo corporal ideal, ha logrado hacer surgir en la mujer unas expectativas no realistas porque no corresponden a ningún tipo morfológico natural. Ha obsesionado a mujeres del mundo y la normalización y extensión de la cirugía estética en nuestro país creyendo que los implantes mamarios pudieran reforzar esa imagen anti natural de mujer y, así mismo dicha imagen se va reforzando con cambios en las prendas íntimas que destaque atributos corporales, el énfasis en las formas exuberantes se agudiza en épocas más conservadoras y decae durante las épocas más activas de los movimientos en favor de la mujer.

Como podemos ver, las mamas son sin duda uno de los elementos más importantes de la belleza femenina, símbolo de la sexualidad humana, emblema de la maternidad y zona erógena por excelencia que ha desempeñado un papel predominante en las diferentes culturas, en el arte e incluso en la filosofía y en la religión de los grupos étnicos y los pueblos, así lo comenta Borbon y Beato (2002) agregando que la pérdida de una o ambas mamas trae para la mujer sufrimientos y variados sentimientos

---

todo esto, así como de otras influencias, acabará surgiendo un tipo de erótica propia. Cuaderno de Orientación nº1 Sexualidad. Asociación de Mujeres Jóvenes. Edición: Instituto Asturiano de la Juventud.

durante la historia de su vida y una (re)significación de su cuerpo como consecuencia, las cuales pueden ser variables en cada caso.

Contexto social y demográfico de la mujer, su cuerpo y su cuidado.

A nivel mundial en los momentos contemporáneos de nuestra civilización; la noción del cuerpo como referencia de las identidades individualidades asume un nuevo sentido derivado de la conjugación de transformaciones del universo del trabajo, de las estructuras de mercado, las estratificaciones sociales y los complejos urbanos, más aún en el contexto socio-demográfico, ya que, es el conjunto de interacciones lo que asigna lugar y función social, haciendo de este cuerpo una persona. A su vez, la inserción de una persona en el espacio social de las instituciones determina recíprocamente las funciones o papeles de los demás.

En este sentido el abordar los complejos urbanos se tiene que hablar de las características nacionales de la población como habitantes en los Estados Unidos mexicanos (Nombre oficial), conocido comúnmente como México o República Mexicana. Que para gobernar, organizar y administrar su territorio, se organiza en **treinta y un Estados y** un **Distrito Federal,** ciudad capital y sede de los tres Poderes de Gobierno (*Ejecutivo, Legislativo y Judicial*).

México es un país con una amplia variedad de recursos naturales. Todo lo que se encuentra en la naturaleza puede ser aprovechado por el hombre como recurso natural por ejemplo: los ríos, lagos, bosques, minerales, el suelo, petróleo, aire y hasta el sol; lo que permite que las mujeres realicen actividades variadas aun cuando se consideren amas de casa, incluso algunas de ellas desempeñan actividades del campo.

Durante los últimos 60 años, la población en México ha crecido cinco veces, en el año de 1950 había 25.8 millones de personas, en 2010, 112.3 millones y para mediados del año 2013 rondan los 118 millones de personas. Desde hace 35 años se empezó a notar un ligero incremento en la cantidad de mujeres respecto a los hombres. Al 2010, hay **95 hombres** por cada **100 mujeres en consecuencia, la** tasa de participación económica de las mujeres ha aumentado y las edades de mayor participación es de los 20 a los 59 años. En este mismo rango de edades tiene lugar la aparición y detección de afectaciones mamarias, que requieren de cuidado, ya sea, preventivo, de detección o de atención y manejo de la enfermedad perjudicando con esto su productividad.

Al mismo tiempo, México tiene un mayor índice de pobreza entre los miembros de la Organización para la Cooperación y el Desarrollo Económico (OCDE), debido a que el riesgo de precariedad en México ha subido de 19 a 21% de la población y se encuentra entre los países de mayor pobreza laboral, y con alta tasa de empleo informal, esto debido a que aun cuando las personas cuenten con un empleo no será suficiente para cubrir sus necesidades básicas. Se debe recordar que la desigualdad en muchos países ahora está en su nivel más alto que en otras décadas.

En el contexto local, el estado de Durango es uno de los 31 Estados de la República Mexicana; Según los datos del *Censo de Población y Vivienda* realizado por el Instituto Nacional de Estadística (INEGI) (2010, 2013). El estado de Durango contaba hasta el año 2010 con un total de 1 632 934 habitantes, representan el 1.45% de la población nacional; según este censo, el 49.2% del total de los habitantes son mujeres, por lo que cuenta con una relación de 97 hombres por cada 100 mujeres y la esperanza de vida rebasa la media nacional de 74.7 encontrándose en 75.2.

En Durango 24 de cada 100 hogares están a cargo de una mujer y la escolaridad promedio es de 8.6 años de vida escolar (Casi tercer año de secundaria). Otro fenómeno es la dispersión de la población, fuera del contexto de los principales centros urbanos del Estado, la población rural se caracteriza por una elevada dispersión territorial.

La minería constituye quizá la rama económica que mayor riqueza genera en el Estado, siendo la segunda entidad productora de oro y de plata en el país. Sin embargo, los beneficios económicos de la producción de metales preciosos no se aprecian en los centros mineros locales, ya que, son trasladados al extranjero y los centros locales se han convertido en simples unidades de extracción de riqueza. **De manera que, el sector de actividad productiva que más aporta al Producto Interno Bruto (PIB),** es el de Industrias manufactureras en las que se destaca la producción de alimentos bebidas y tabaco, por otro lado un dato importante de mencionar sobre los gastos en los hogares, es que el mayor gasto por su costo, es el generado por el consumo de bebidas y tabaco, con una inversión mínima en el gastos para el cuidado de la salud. Situaciones vistas como un dato cultural importante para la construcción del significado del cuerpo de la mujer diagnosticada con cáncer de mama y que es sometida a una mastectomía. Al respecto es importante tomar en cuenta que el cáncer de mama en el estado de Durango, se ubica también en los primeros índices de morbilidad y mortalidad.

Aspectos sociales y económicos.

Hay suficientes evidencias empíricas que nos permiten sostener la idea de que la pérdida de una o ambas mamas como parte de su cuerpo, trae para la mujer alteraciones emocionales y psicológicas, las cuales dependerán de la edad, sus hijos, su esposo, sus amores, su trabajo y el grado de importancia que ella le atribuya a las mamas antes de la mastectomía, manifestándose con una serie de síntomas como: ansiedad, insomnio, vergüenza, sentimientos de inutilidad, etc. Es decir, la mujer puede pasar por situaciones que amenazan su integridad psicosocial, provocándole incertidumbre en cuanto a lo que suceda con el tratamiento y enfrentándose constantemente a la posibilidad de recurrencia o la muerte, considerándola como una experiencia devastadora que evoca sentimientos de pesar e intenso miedo. Gallegos, (2008).

Suárez (1985) afirma que la mujer a la que se realiza mastectomía, se afecta por un choque de proporciones inauditas, como: la distorsión de un perfil somático-sexual, contingencias naturales de una afectación psicológica e incapacidad potencial de sus compromisos sociales. Produciéndose una inestabilidad imprescindible y de consecuencias muy disímiles; pero a pesar de esos fenómenos concurrentes, la experiencia indica el gran umbral de compensación y recuperación que pueden desarrollar ayudas por solidaridad y cooperación social.

Borbon y Beato (2002). Por otra parte, afirman que la mujer y la familia reaccionan al diagnóstico con miedo, hostilidad, ansiedad y sentimientos de culpa. Todas estas reacciones usualmente se manifiestan bien sea, por un proceso de separación y/o aislamiento en general, o por una ocultación de la afectividad y por una alteración de la respuesta emocional. Es de especial interés el apoyo y la comprensión que estas pacientes necesitan de las personas más importantes en sus vidas y la de su esposo, ya que él representa un estímulo y aliento constante e imprescindible para sobreponerse a este dilema.

La incapacidad para volver al trabajo, la pérdida de la seguridad en el empleo, una eventual pérdida del progreso en su carrera profesional, son hechos especialmente dolorosos para el ego de las mujeres, ya que pueden enfrentarse al posible rechazo por parte de la persona para quien trabajan, así como falta de asistencia por parte de la seguridad social para la adquisición de sus tratamientos, incluyendo la adquisición de prótesis y del reconocimiento de la necesidad de tratamientos rehabilitadores (Bonadonna y Robustelli, 1985).

En términos del financiamiento y la provisión de tratamiento para casos detectados, comenta Knaul (2009), "Los sistemas de seguridad social de México cubren alrededor de 40 a 45% de la población y el tratamiento del cáncer de mama ya que está incluido en el paquete de servicios disponibles". Si bien los tiempos de espera constituyen un problema habitual y los medicamentos no se encuentran con frecuencia disponibles y deben pagarse del bolsillo, los servicios incluidos en la seguridad social constituyen una atención gratuita considerable. No obstante, el acceso a esta atención está restringido a aquellos que trabajan en el sector formal de la economía. El resto de la población depende de servicios públicos de la Secretaría de Salud, hasta hace poco, sin protección financiera.

Una iniciativa de política clave fue la reforma y legislación del 2003 que creó el Seguro Popular de Salud. Esta iniciativa incluyó un aumento sustancial del financiamiento y ofreció protección financiera a todas las familias que no contaban con seguridad social, con énfasis particular en los segmentos más pobres de la población. La introducción del Seguro Popular de Salud, ha cubierto de manera gradual a toda la población sin acceso a la seguridad social. A principios de 2007, el tratamiento del cáncer de mama, incluyendo servicios diagnósticos y medicamentos, se incorporó al Fondo para la Protección contra Gastos Catastróficos del Seguro Popular de Salud y, en consecuencia, cualquier persona diagnosticada con cáncer de mama a partir de dicha fecha, al margen de su situación de ingreso y empleo, tiene ahora el derecho de recibir atención médica integral con fondos públicos. Esta importante iniciativa de política garantiza el derecho social, pero todavía se encuentra en sus primeras etapas de implementación y solo cubre la cirugía en si no los apoyos en la rehabilitación física y social.

Sin embargo, en la práctica, no todas las mujeres tienen hoy en día acceso a estos servicios, dado que todavía existen barreras importantes tanto del lado de la demanda como de la oferta, lo que convierte al cabildeo, la educación y la concientización en elementos de particular importancia para garantizar su aplicación. Uno de los principales temas en México, es el mejoramiento y la ampliación del tamizaje encaminado a promover la detección temprana, no obstante aún en estos años los datos disponibles sugieren que sólo entre 5 y 10% de los casos en México se detecta en las fases iníciales de la enfermedad (localizada en la mama). Esta situación dificulta en buena medida el tratamiento y lo vuelve más costoso e incierto para las mujeres, sus familias y el sistema de salud.

En estudios realizados sobre el costo de la atención del cáncer de mama señalan que la detección temprana y oportuna, es la alternativa más efectiva en términos del costo señalan Knaul y Cols (2009) y debe mencionarse que, además de generar un ahorro de recursos en la atención, la detección temprana permite aumentar la sobrevida de las pacientes y mejorar su calidad de vida. Sin embargo, un análisis previo realizado en el Instituto Nacional de Cancerología (INCAN) advierte que más del 80% se diagnostica con enfermedad avanzada y sólo cinco (1%) en carcinoma in situ. En consecuencia, más del 90% de estas mujeres requirió mastectomía, quimioterapia y radioterapia, además de hormonoterapia y en sólo 15% fue posible realizar un procedimiento conservador; en el resto de ellas se practicó mastectomía radical, todo ello generando mayores gastos; así mismo se observa que los tratamientos conservadores predominan en los estadios I y II, mientras que la resección radical es dominante en los estadios III y IV. Los costos de dichos procedimientos oscilan entre 11 503 pesos para la conservadora con disección ganglionar y 35 222 pesos de la mastectomía con mapeo y disección ganglionar.

Los avances en el conocimiento sobre la enfermedad, la tecnología médica y la actual disponibilidad de tratamientos han logrado mejorías en la sobrevida y la calidad de vida de las pacientes con cáncer mamario. Sin embargo, también han elevado en grado considerable el costo por unidad de mejoría en el nivel de salud (año de vida ganado, año de vida ajustado por calidad, etc.). Esto, junto con el aumento del número de casos y la detección temprana, supone notorios aumentos de la carga económica para el sistema de salud mexicano y un desafío para la estabilidad económica de las pacientes y sus hogares.

Cabe hacer notar que la decisión de una paciente en relación con una intervención médica, se basa también en la información que ha recibido, misma que está sujeta a la capacidad cognoscitiva, y voluntad para actuar de manera autónoma, en la que influyen sus experiencias de vida tanto en lo social como en lo familiar, así como la esperanza de obtener una mejor calidad de vida, lo que no debemos perder de vista independientemente de la actividad quirúrgica restauradora.

Contexto en atención de salud, cuidado y enfermería.

La protección en salud en México se identifica como un elemento necesario para llevar a la práctica, el derecho a la protección de la salud establecido en 1983, en el Artículo 4º de la Constitución Mexicana. Con la reforma se dio lugar al Sistema de Protección Social en Salud (SPSS) en 2003, y la implementación del Seguro Popular (SP), fortalecido en 2007 con el Seguro Médico para una Nueva Generación (SMNG) buscando proporcionar este acceso a la población que no está dentro de los esquemas de seguridad social desarrollados para los trabajadores asalariados de la economía formal. Para lo que es importante tener en cuenta dos aspectos de importancia en la población Mexicana, uno es que, la esperanza de vida ha aumentado considerablemente en los últimos años, en 1970 la esperanza de vida era de 58 años y para el 2014 es de 72 años y número dos, el cáncer de mama en México es un grave problema de salud pública y representa un reto multidisciplinario. Su apropiado control implica ofrecer educación para la salud; mejorar programas de prevención y detección oportuna de cáncer (DOC); optimizar el diagnóstico e instituir tratamiento específico; y suministrar cuidados de enfermería, para mejorar la calidad de vida.

Sin embargo, este segundo aspecto no es exclusivo de la población mexicana sino que representa un problema de salud pública a nivel mundial y, en relación a la mastectomía y la sobrevida de las mujeres con cáncer de mama, son pocos los países que han establecido la cobertura de la mastectomía como tal. En los EE.UU. La Ley de Derechos sobre la Salud y el Cáncer de la Mujer (*Women's Health and Cancer Rights Act*, WHCRA) amplía la cobertura para ayudar a proteger a muchas mujeres con cáncer de mama que escogen someterse a una cirugía reconstructiva después de una mastectomía, esta cobertura contempla los beneficios de Reconstrucción del seno que fue extirpado mediante mastectomía, para que los senos tengan un aspecto simétrico o equilibrado después de la mastectomía, así como cualquier prótesis externa de seno que son necesarias antes o durante la reconstrucción, agregando también la atención de cualquier complicación física durante todas las etapas de la mastectomía, incluyendo el linfedema[10].

Política pública en salud de la mama.

La Iniciativa Mundial de Salud de la Mama (conocida por las siglas en inglés (Breast Health Global Iniciative) tiene por objeto formular normativas basadas en evidencias, económicamente factibles y culturalmente apropiadas, a fin de mejorar el desenlace en las pacientes con cáncer de mama. Abordando respectivamente las áreas de detección temprana, acceso a la asistencia, al tratamiento, a la asignación de recursos a los Sistemas de Atención de Salud y la políticas públicas. Como lo son las Normas Internacionales para la salud de la mama y el control del cáncer (2007). Sin lugar a duda, en la normatividad se considera que la detección temprana del cáncer de mama mejora el desenlace de una manera rentable, siempre que se cuente con un tratamiento.

---

[10] Linfedema, es una complicación frecuente en personas mastectomizadas por cáncer de mama y es el termino medico utilizado para referirse a la acumulación anormal de líquido en un brazo o una pierna debido a una obstrucción en el sistema linfático. http://www.cancer.net/

En este sentido, la Constitución Política de los Estados Unidos Mexicanos establece el Plan de Desarrollo Nacional como eje que articula las políticas públicas que lleva a cabo el Gobierno de la República, pero también como la fuente directa de la democracia participativa, a través de, la consulta con la sociedad. En este *Plan Nacional de Desarrollo 2013-2018* convergen ideas y visiones, así como propuestas y líneas de acción para llevar a México a su máximo potencial, bajo el liderazgo del Presidente de la República, plantea cinco metas nacionales que son: I.- México en paz, II.- México Incluyente, III.- México con educación de calidad, IV.- México próspero, V. México con responsabilidad Global. Sus estrategias transversales son: Democratizar, la productividad, Gobierno cercano y Perspectiva de Género.

Refiriendo que un México Incluyente, propone enfocar la acción del Estado en garantizar el ejercicio de los derechos sociales y cerrar las brechas de desigualdad social, que aún nos dividen, y que su objetivo es que el país se integre como una sociedad con equidad, cohesión social e igualdad sustantiva. Esto implica hacer efectivo el ejercicio de los derechos sociales de todos los mexicanos, a través del acceso a servicios básicos: agua potable, drenaje, salud, educación, saneamiento, electricidad, seguridad social, alimentación y vivienda digna, como base de un capital humano que les permita desarrollarse plenamente como individuos.

Para lograr mayores niveles de eficiencia y poder atender de mejor manera las necesidades de la población, se está buscando implementar una planeación interinstitucional de largo plazo, una mejor administración de riesgos, así como solidaridad, compromiso y corresponsabilidad entre las instituciones y los diferentes grupos poblacionales. Por lo anterior, las mejoras en la normatividad de salud resultan valiosas.

Al respecto Knaul (2009), expone que con respecto a las políticas, la Secretaría de Salud en México, amplió y aumentó la normatividad y legislación relativa al control del cáncer de mama, a través de las directrices técnicas de la Norma Oficial Mexicana (NOM-041-SSA2.2010)[11] en donde se establecieron criterios más rigurosos para vigilar los servicios

---

[11] Norma publicada en el diario oficial en el año 2002, autorizada por la Secretaría de Salud designándola como la Norma Oficial Mexicana NOM-041-SSA2.2002. Para la prevención, diagnóstico, tratamiento, control

de salud, públicos y privados, en la prevención, diagnóstico, tratamiento, control y vigilancia de la enfermedad. Para promover la detección temprana, las directrices hacen énfasis en la autoexploración, el examen clínico y la mamografía y se considera la consejería como parte de las acciones encaminadas a la prevención, detección, diagnóstico, tratamiento y control, incluidas las actividades de promoción, educación y fomento a la salud, mediante la cual, debe proporcionar información, orientación y asesoría a la persona y sus familiares, a fin de aclarar las dudas que pudieran tener en relación a algunos aspectos como, *Características y riesgos del tratamiento, su Rehabilitación y Probables secuelas.*

En esta Normatividad se menciona que la consejería debe plantear la exploración de los sentimientos, con objeto de facilitar la toma de decisiones y poner en práctica la acción a seguir, haciendo énfasis en la efectividad y limitaciones del tratamiento con base en la particularidad de cada caso y las características personales. Si bien estas directrices son importantes para ofrecer un marco normativo que abarque a todo el sector salud, no se garantizan los recursos ni la aplicación de las normas, por lo que la cobertura en este sentido está muy lejos de ser la adecuada más porque en esta normatividad no se ha establecido que profesional es el que dará la consejería por lo que aún ningún profesional de la salud la retoma como propia y para el profesional de enfermería, por ser el profesional dedicado al cuidado de la salud con sus pilares de acción en la educación, investigación, gestión y asistencia general y especializada resulta el profesional de la salud idóneo para su atención.

Cuidado de la salud, cuidado del cuerpo y participación de Enfermería en el cáncer de mama.

El cuidado del cuerpo ha sido propio de la práctica de enfermería, reflejada en las evidencias existentes desde principios de la enfermería moderna. Meleis (2007), comenta que con las aportaciones de Florecen Nightingale, se resaltó la importancia de colocar el cuerpo en las mejores condiciones ambientales, para que pudiera recuperar su salud, gracias a sus

---

y vigilancia epidemiológica del cáncer de mama. Actualizada el 19 de Noviembre del 2010.

capacidades reparativas y restaurativas y Patricia Benner (2000), sostiene que en este planteamiento de Nightingale, se refería a que la corporeidad respondía a las modificaciones del ambiente y enfatizaba en los cuidados holísticos que debían presentarse para lograr la recuperación de la salud.

No obstante, a la par del desarrollo biotecnológico y los diferentes enfoques de la filosofía, Antropología y Sociología; Enfermería recibió una gran influencia fundamentada en los planteamientos del positivismo lógico y del postpositivismo, perspectiva que da mayor importancia, a los signos y a los síntomas, a las partes del cuerpo afectadas por la enfermedad y a la búsqueda de tratamientos estandarizados para la recuperación de la salud, es decir, se dio mayor importancia al cuerpo/objeto y no al cuerpo/sujeto.

Razón por la cual en el área de la salud, en la población con cáncer de mama, la enfermera y enfermero en la mayoría de las instituciones, se han limitado a la función asistencial y lo establecido por las mismas instituciones de salud, y el aspecto del cuidado del cuerpo ha estado a cargo de la sociedad de buena voluntad con grupos sociales de auto ayuda.

En este sentido la responsabilidad del personal de enfermería, hasta ahora descrita va encaminadas a brindar información específica del manejo adecuado de la herida, de forma ocasional se habla de la movilización precoz y la prevención del linfedema[12] en el brazo afectado; dicha atención se ha centrado en medidas asistenciales, olvidando la consejería como prevención de complicaciones y rehabilitación según se menciona en la Norma Oficial Mexicana 041.

---

[12] Linfedema es un Término medico utilizado para referirse a la acumulación anormal de líquido en un brazo o una pierna debido a una obstrucción en el sistema linfático. http://www.cancer.net/

CAPÍTULO III

ABORDAJE TEÓRICO Y METODOLOGICO.

> *"… La felicidad no se teje con la técnica, sino con el*
> *sentido que damos al cuerpo y a la existencia."*
> **David Le Bretón.**

3.1. Referentes teóricos

En el presente estudio se retoman las bases teórico – filosóficas, sobre Cuerpo, cuidado y enfermería de Leonardo Boff (1999, 2002, 2012). Nébia Almeida de Figueiredo, (2004, 2009), David Le Bretón, (2002), Sebastián Bustamante (2000) y Edgar Morín (1995); las que permitieron, contar con una visión antropológica del cuerpo, su puesta en escena en el ámbito social y la identificación de las bases teóricas de enfermería en el cuidado del cuerpo de la mujer mastectomizada por cáncer de mama. Se retoman los aportes de otros autores que van apoyando la revisión de conceptos surgidos a partir de las categorías empíricas del trabajo de investigación.

Antes de llegar a retomar un referente teórico, se volvió neceṣario, identificar cómo el cuerpo es percibido y cuáles aspectos del mismo son destacados en algunas ramas de las ciencias:

En la filosofía del cuerpo: Según Platón[13], el cuerpo tiene dos significados: Primero, soma lo remite a ser el portador o guardador del alma, y segundo, seema supone al cuerpo como medio por el cual el alma expresa todo lo que quiere decir. En la actualidad, el término "Sooma" se conserva en la terminología médica al referirse a cuestiones somáticas o en el léxico

---

[13]   Duque Francisco "La teoría del Alma en Platón" Nueva Acropolis Organización Internacional Granada. Disponible en; http://granada.nueva-acropolis.com/ articulos-granada/272-filosofia/12846-la-teoria-del-alma-en-platon-5678.

de las ciencias deportivas cuando se emplea somato t. (Tipo corporal o físico); el término "seema" resulta interesante porque remite la palabra "semma" nutriendo a la palabra semántica e inscribiéndose en la familia de significados que incluyen vocablos como: Sentido, significado semiosis, significante, significación.

En la Antropología del cuerpo: El tema cuerpo fue introducido, destacando cuatro razones para entender su importancia: La primera, ubicó la cuestión del cuerpo en relación con una ontología del hombre – humanidad, la segunda, se inscribió en la tradición del romanticismo anticapitalista, en la tercera, se intentó explorar las interconexiones entre la naturaleza biológica y genética de la especie y por último en la cuarta, las cuestiones asociadas con los comportamientos, las diferencias y cambios sociales.

Entre tanto, las preocupaciones más importantes han sido resultado de situar en un mismo contexto analítico, diferentes perspectivas teóricas, así como la de superar en definitiva los legados hipocráticos y cartesianos que se refieren respectivamente a la necesidad de anteponerse a la racionalidad como principio explicativo de la enfermedad, y a la dualidad mente/cuerpo, en especial también implica dualidades como objeto/ sujeto, racionalidad/irracionalidad, individuo sociedad entre otras. En este sentido un concepto que ha surgido para contender con estas dualidades es el de **"embodiment"**, cuya traducción, por sus distintas implicaciones teóricas y no sin ciertos riesgos tendría que desplazarse entre los conceptos como **Corporización y corporeidad.**

En otras palabras, el cuerpo humano no es considerado solamente soma, sino que también es función, acción y significado. La acción es historia y socialización es decir el soma humano vivo cuenta con un entorno, una vivencia y una sociedad. El soma no es solo su materia, si no lo que efectúa esa materia y su interacción con los demás.[14] Por lo que al referirse al ser humano es mejor hablar de corporeidad o cuerpo-vivenciado, (en alemán, Leib se diferencia de Körper, en inglés, lived-body o corporealnature,

---

[14] Moreno L. 2010. Enfermedad, cuerpo y corporeidad: una mirada antropológica. Historia y filosofía de la medicina. Gac Med Méx Vol.146 No. 2.

Francesquqlité de ce quiestcorporel, portugués [Korporejöaö] corporeidade)[15]

Surgiendo *la sociología implicada al cuerpo*: con aportaciones de David Le Bretón (2002), en la que se afirma que esta "forma" parte de la sociología cuyo campo estudio es la corporeidad humana como fenómeno social y cultural, materia simbólica, objeto de representaciones y de imaginarios. En este sentido, se presentan las perspectivas teóricas que fundamentan el abordaje de la Enfermería y corporeidad de la mujer mastectomizada por Cáncer de mama.

Le Breton (2002), afirma que del cuerpo nacen y se propagan las significaciones que constituyen la base de la existencia individual y colectiva, al mismo tiempo que es el eje de la relación con el mundo, el lugar y el tiempo en el que la existencia se hace a través de la mirada singular de un actor. Es así como la mujer mastectomizada como todas las personas, envuelve físicamente el mundo y se apropia de él al humanizarlo, convirtiéndolo en un universo familiar y comprensible cargado de sentidos y de valores, compartiendo experiencia con otras personas que como ellas están insertas en el mismo sistema social y cultural.

Por lo que el cuerpo como corporeidad según la propuesta de Le Breton, es concebida de acuerdo con los imaginarios sociales expuestos en performances y discursos: reflejados en la interacción social cargada de semiología propia de cada grupo social y mostrando como las y los actores sociales mantienen su corporeidad, las formas en que la ejercen, la conciben y los valores que le atribuyen es decir, las representaciones y valores vinculados a la corporeidad, hacen del cuerpo un inagotable reservorio de imaginario social. Algunos de estos imaginarios recientemente estudiados son los derivados de: las "teorías del cuerpo", los enfoques biológicos de la corporeidad, la diferencia de los sexos, el cuerpo soporte de valores y el cuerpo fantasmatico del racismo.

---

[15] Wordrefernece.com. consultado mzo.-2013.

Las "teorías del cuerpo": son las representaciones que intentan identificar el cuerpo, precisar sus vínculos con la persona a la que encarna (relaciones alma –cuerpo – pensamiento, psiquis – soma, etc), elucidar, las partes que lo componen, sus funciones reciprocas. En las que se debe incluir, la manera en que las personas se apropian de estos conocimientos, a veces de manera rudimentaria, pero suficiente para que sientan que saben de qué están hechos y para que comprendan mejor el espesor vivo de su carne.

En primer lugar tenemos el enfoque biológico del cuerpo: en donde ciertos discursos pretenden dar cuenta de las lógicas corporales de la condición humana de la mujer mastectomizada según una perceptiva biológica, neurológica o genética, ahí, el cuerpo está subordinada a la naturaleza. Pero rechazan la preocupación por observar a una mujer real, viva, en una sociedad determinada en un momento determinado. Es decir a una complejidad del intercambio de las significaciones sobre las que se basa la condición social. Donde no se deja fuera la disolución del sentido, del valor y las formidables variaciones culturales e inclusive, personales que forman el entramado del espacio social con sus incontables particularidades.

En segundo lugar la diferencia de los sexos: las características físicas y morales, los atributos asignados al sexo provienen de elecciones culturales y sociales y no de una inclinación natural, que establecería de una vez y para siempre al hombre o a la mujer en un destino biológico. La condición del hombre no está inscrita en su estado corporal, esta socialmente construida: (estereotipos publicitarios, roles establecidos, para el hombre o la mujer y, los sistemas educativos, modos de vida etc.), la cualidades morales y físicas atribuidas al hombre o a la mujer deja de ser inherente a los atributos de cuerpo, pertenecen a la significación social que se les da y a las normas de comportamiento que esto implica.

En tercer lugar el cuerpo soporte de valores: a los órganos y las funciones del cuerpo humano se le atribuye representaciones y valores diferentes en las distintas sociedades. Entre todas las zonas del cuerpo humano en algunas se condensan los valores más altos el sentimiento de identidad, se establece el reconocimiento de sí mismo y del otro, se fijan las cualidades de seducción, se identifica el sexo etc. La alteración que muestra una huella de una lesión para los demás, se vive como un drama, como si se tratara de una privación de la identidad.

En algunas ocasiones una herida grave, que deja una cicatriz profunda, no afea; no modifica para nada el sentimiento de identidad. Ya que, el cuerpo humano está planteado como un alter ego del hombre sigue siendo signo del hombre. Sin ser más hombre, ya que, operaciones en su contra se volvieron legítimas. Estas provocarían horror si se produce sobre el hombre por completo y no sobre un cuerpo que se piensa de manera independiente del hombre.

En último lugar se menciona al cuerpo fantasmatico del racismo: el cuerpo también es el lugar de fantasía, de vínculos indiscutibles, entre otras relaciones el racismo se basa en una relación fantasmatica. De igual forma, la relación social que se anuda con el hombre que sufre una discapacidad es un analizador fructífero de la manera en que un grupo social vive su relación con el cuerpo y con la diferencia. Se aconseja que se acepte y que nos acepte.

En este orden de ideas, se puede decir que la mujer mastectomizada envuelve físicamente su mundo, su contexto y se apropia de él y trata de convertirlo en universo familiar, comprensible para darle sentido[16] al compartir su experiencia con otras personas que como ella están insertas en el mismo sistema social y cultural, como son: los familiares, amigos, conocidos, personal de salud, entre otras personas y condiciones sociales que conforman dicho contexto, es así como de cuerpo nacen y se propagan las *significaciones* que constituyen su base de la existencia individual y colectiva, al mismo tiempo que es el eje de la relación con el mundo, el lugar y el tiempo en el que la existencia se hace a través de su mirada singular.

Por esta razón, al hablar de corporeidad de la mujer mastectomizada, estamos hablando de ese cuerpo frágil, con dudas y miedos de su independencia, situaciones que no se consideran al realizar el diagnóstico

---

[16] Dar sentido, para la Real Academia de la Lengua Española significa; proceso fisiológico de recepción y reconocimiento de sensaciones y estímulos que se produce a través de la vista, el oído, el olfato, el gusto y el tacto o la situación de su propio cuerpo.

ni en la intervención de enfermería, ya que como factor principal se toman los signos o los síntomas que la mujer expresa.

Parafraseando a Le Breton, (2002), las significaciones en torno al cuerpo de la mujer mastectomizada, son aquéllas que ella construye de forma más o menos consciente, particularizadas por su historia personal, dentro de un contexto social y cultural determinado y básicamente, se organiza en torno a la forma de su cuerpo y el sentimiento de la unidad de las distintas partes y, de su introducción como un conjunto pero también de sus límites precisos en el espacio y contenido; es decir la proximidad a la significación se desprende de la experiencia corporal y las señales que manifiestan a los otros, conjuntamente con la división común de los ritos que arreglan la sociabilidad, las condiciones que hacen posibles la comunicación y la constante transmisión del sentido dentro de una sociedad dada.

En suma la significación del cuerpo de la mujer con mastectomía estará dada por la imagen de la mujer misma, nutrida con los materiales simbólicos que tienen existencia en otro lado y que cruzan a la mujer en un tejido cerrado de correspondencias, dándole una *identidad corporal*. La significación que la mujer le da a su cuerpo/corporeidad, se desprende de la experiencia corporal y las señales que manifiestan a las personas cercanas a ella en su diario vivir, conjuntamente con los ritos sociales y las condiciones que hacen posible su comunicación y la transmisión. Al respecto Le Breton (2002), afirma que el cuerpo existe en la totalidad de sus componentes y gracias al efecto conjugado de la educación recibida y de las identificaciones, que llevaron a la mujer a asimilar los comportamientos de su medio ambiente. Por lo que resulta pertinente conocer las historias de vida, de las mujeres mastectomizadas, por su naturaleza derivada del "internacionalismo simbólico", en el que se cree que los humanos conocen y definen su mundo a través de la interacción con los otros y los símbolos, tal como las palabras, significados y el lenguaje son aprendidos a través de la interacción.

Las acciones corporales que forman la corporeidad comenta Le Breton son, desde las acciones más insignificantes hasta las que producen más vida en la escena pública dentro de una sociedad y, en todo momento tienen implicaciones del cuerpo, si no es con la actividad diaria, es con los sentidos, porque en todo momento le permite ver, oír, saborear, sentir, tocar y establecer entidades con el mundo que le rodea y el cuerpo al ser moldeado por el contexto sociocultural, es aquel vector semántico por medio del cual se construye la evidencia de la relación con el mundo, con sus actividades perceptivas, sus expresiones y gestos, la puesta en escena de la apariencia, los juegos sutiles de la seducción, las técnicas corporales, el entrenamiento físico, la relación con el sufrimiento, el dolor, etc.

Por lo que el presente texto como parte de las ciencias contemporáneas se prefiere hablar de *corporeidad para hablar del ser humano/cuerpo;* por ser un concepto que expresa la totalidad de la mujer mastectomizada por cáncer de mama como todo ser humano como ser vivo, parte de la creación y de la naturaleza. Refiriéndose así al ser humano-ser de cuidado; como un todo vivo y orgánico. Al respecto podemos mencionar que Boff (2002), afirma que, el cuerpo es un ecosistema complejo, que articula a otros sistemas; en él funciona un sistema interno de regulación. Es además, subjetividad y manifiesta la fragilidad humana, ya que el cuerpo va perdiendo su capital energético, sus equilibrios, enferma y muere. Por tanto, la mujer mastectomizada no sólo sufre una ruptura de su cuerpo-objeto, sino en su integridad, cuerpo-alma-espíritu, que supone encontrar límites a su existencia corporal, permitiéndole exteriorizar sus mensajes fisiopatológicos y emocionales, que significan por un lado una conformidad con la enfermedad y por otro lado una búsqueda de comprensión de lo corporal y atención en la totalidad de su persona. Encontrando que esta *unidualidad,* puede ser entendida en la corporeidad, ya que, al hablar de cuerpo de la mujer con mastectomía, no podemos reducirlo sólo a las células, los tejidos, órganos y sistemas, ojos, corazón, huesos, senos etcétera; si no en la percepción de su totalidad y de la complejidad.

De ahí que, retomemos la complejidad como una de las características más visible de la realidad que nos rodea, sustentándonos en los supuestos del pensamiento complejo de Morín, (1995) como un pensamiento que relaciona, es decir, lo complicado y difícil de entender desde una perspectiva para designar al ser humano, a la naturaleza y, a nuestras relaciones con ella.

Para comprender esta relación, sobre cuerpo y ser humano y/o cuerpo/ alma es necesario mencionar primero, el Principio dialógico; el cual refiere que los opuestos antagónicos se suprimen mutuamente pero, en ciertos casos, colaboran, complementan y producen organización y complejidad, permitiendo el mantenimiento de la dualidad en el seno de la unidad; es decir el principio dialógico es un principio de conocimiento que une o pone en relación ideas o principios de dos lógicas, mutuamente excluyentes, pero inseparables dentro de una misma realidad o fenómeno, lo que conduce a la idea "Unidualidad compleja" que significa la unidad en la diversidad y diversidad en la unidad (Morín, 2009).

La Unidualidad compleja, nos remite a pensar que los seres humanos somos seres complejos, pues somos diversos y unitarios a la vez, ya que, en cada persona existe una unidad humana y una diversidad humana al mismo tiempo, como en el caso de la mujer mastectomizada. En ellas existe una identidad corporal que las singulariza, pero también existen diversas identidades al mismo tiempo que las complementa como seres humanos complejos y totales.

El Principio hologramático desde la perspectiva de la complejidad, nos remita a comprender que no sólo la parte está en todo, sino que todo está en la parte, es así que lo que adquirimos como conocimiento de las partes reinciden sobre el todo, para enriquecer el conocimiento de las partes por el todo, y del todo por el conocimientos de las partes y junto con la recursividad organizada, asociada a la idea de bucle retroactivo, donde los productos y los efectos son, al mismo tiempo, causas y productores de aquello que produce, en un ciclo autoconstitutivo; permite la comprensión científica de sistemas complejos, de los seres humanos, la sociedad, la vida, el universo, etcétera. (Morin 2009).

En este orden de ideas, la complejidad es un modo de pensamiento que permite (re) significar la corporeidad en una realidad compleja de las personas, incorpora y une elementos opuestos; el orden, la incertidumbre y la contradicción, así como la separación y la unión, la autonomía y la dependencia, lo corporal y lo espiritual; es capaz de religar las partes al todo, de contextualizar, de globalizar, pero a la vez de reconocer la singularidad, lo concreto, lo separable e inseparable simultáneamente, en fin de entender fenómenos antagónicos pero complementarios e inseparables.

Una enfermedad como el cáncer de mama supone un daño a la totalidad de la existencia, sobre todo porque no es una parte la que enferma sino la vida en sus diversas dimensiones; primero, en la relación consigo mismo, segundo, con respecto a la sociedad, por último en relación al sentido global de la vida y la enfermedad remite a la salud, en un proceso de búsqueda del equilibrio dinámico de todos los factores que componen la vida humana, es un proceso de adaptación e integración a diversas situaciones.

Por lo que al considerar que las mujeres mastectomizadas por cáncer de mama, son activas y creativas en el proceso de construcción del conocimiento y los saberes prácticos que les permiten: opinar, discutir y decidir sobre lo qué y cómo hacer tal o cual cosa, cuáles caminos seguir delante de las cuestiones que le son dadas y pensadas pero también educadas e informadas: Al mismo tiempo, que la fuerza de ser persona significa la capacidad de acoger a la vida tal como es, con sus posibilidades y su entusiasmo intrínseco, pero también con su finitud y su condición mortal, lo que es más, la fuerza de ser persona traduce la capacidad de crecer, de humanizarse y de convivir con estas dimensiones de vida, de enfermedad y de muerte, es decir un ser de cuidado, representando con esto una *oportunidad de vida y actitud ante la muerte,* pero también para el profesional de Enfermería representa una oportunidad de cuidar del otro como esencia importante en el saber de enfermería; Considerando que la muerte no tiene lugar al final de la vida, sino que está ya presente desde el primer momento, es decir, vamos muriendo, lentamente, hasta que morimos del todo.

Es así como se retoma la importancia de abordar los aspectos teóricos que fundamentan el saber hacer y cómo hacer de enfermería en el cuidado del cuerpo desde la perspectiva de Leonardo Boff, Nebia Almeida de Figuereido, Sebastián Bustamante y algunos otros estudiosos que dan soporte teórico a las subcategorías; de ética y estética del cuidado: sensibilidad y destreza y cuidado, cuerpo y familia, como las bases teórico-prácticas para el cuidado de la mujer mastectomizada por cáncer de mama retomando la (re) significación que ellas dan a ese cuerpo mastectomizado y/o a esa corporeidad como cuerpo vivo.

Los Cuidados son, en efecto, la razón de ser, del saber y quehacer para enfermería y, para la sobrevivencia de este nuestro "saber y quehacer", los cuidados a los seres humanos deben reflejar el propósito de la enfermería, de sus modelos de cuidar y de la preparación académica del personal profesional.

Cabe mencionar que según el consejo Internacional de Enfermería[17] "La enfermería abarca los cuidados, autónomos y en colaboración, que se prestan a las personas de todas las edades, familias, grupos y comunidades, enfermos o sanos, en todos los contextos, e incluye la promoción de la salud, la prevención de la enfermedad, y los cuidados de los enfermos, discapacitados, y personas moribundas. Funciones esenciales de la enfermería son la defensa, el fomento de un entorno seguro, la investigación, la participación en la política de salud y en la gestión de los pacientes y los sistemas de salud, y la formación.

La Norma Oficial Mexicana para la práctica de enfermería en el sistema Nacional de salud.[18] Conceptualiza; Enfermería: como la ciencia y arte humanístico dedicada al mantenimiento y promoción del bienestar de la salud de las personas, con una visión integral de la persona, familia y comunidad y una serie de conocimientos, principios, fundamentos, habilidades y actitudes que le han permitido promover, prevenir, fomentar, educar e investigar acerca del cuidado de la salud a través de intervenciones dependientes, independientes o interdependientes.

En relación a esto Figueiredo (2009), afirma que el cuidado de un cuerpo va mucho más allá de lo que se entiende por asistencia. Da oportunidades de decodificar signos verbales y no verbales, (como ya se hiso en la primera categoría), de preocuparse por la estética, de interactuar a través del lenguaje, la conversa, de establecer contacto diario con el cuerpo a tal grado de llegar a conocer lo que le agrada o desagrada. Se trata entonces

---

[17] Esto publicado en la página de la Organización Mundial de la Salud, y la página oficial del consejo Internacional de Enfermería, ambas con recientes actualizaciones consultadas en octubre 2014. [on line]. Disponibles en; http://www.icn.ch/es/about-icn/icn-definition-of-nursing/ y http://www.who.int/topics/nursing/es/.

[18] Extraída de la Norma Oficial Mexicana NOM-019-SSA3-2013, Para la práctica de enfermería en el Sistema Nacional de Salud. Publicada en el Diario Oficial de la Federación. **(DOF).** De la secretaría de gobernación. En septiembre del 2013 vigente a partir de Noviembre del mismo año.

de disponer del cuerpo como instrumento de cuidado a favor del otro cuerpo.

En este orden de ideas se puede decir que, el cuerpo de la mujer mastectomizada es emisor de signos y debemos tener habilidades mentales y creatividad como instrumentos para mirar profundamente hacia adentro de nuestro propio cuerpo y de los que cuidamos e intentar captar todo lo que está en el cuerpo interior y en el exterior de quien mira y de quien es mirado, no solamente desde la perspectiva biofisiológica –de los signos y síntomas– se pierde como cuerpo referente a diversas posibilidades en relación con la salud/enfermedad, la educación, el cuidado, el trabajo, las necesidades, los deseos y los movimientos. Comentando que:

"El cuidado del cuerpo, no solo hay que verlo de manera biofisiologica sino histórica, es decir cultural, espiritual, emocional con necesidades y deseos y estar atenta de los signos que expresa" Figueiredo (2009),

Desde esta perspectiva, parafraseando a Figueiredo N y Machado W (2009) quienes conceptualizan el cuerpo de la enfermera (o) como «instrumento de cuidado» en sus actividades cotidianas de cuidar, pero entendido como instrumento, no como un objeto, sino como algo en movimiento, como una expresión de vida, capaz de ejercer algo por sí misma. Es decir, el cuerpo de las enfermeras (os) al cuidado de la mujer mastectomizada, es también un cuerpo biológico, racional-emocional, cognitivo-sensorial e instrumento-acción de cuidado, acción de movimiento, expresión de vida y capacidad de ejercer algo por sí mismo, con una propia energía corporal-mental y con una función vehicular; características necesarias para ayudar a otros. Es como un cuerpo instrumento-acción, como "máquina de producción de subjetividad capitalista instaurada a partir de su existencia".

Por lo que, entender el cuerpo de la mujer mastectomizada con sus múltiples características, saber qué conductas de cuidar son certificadas para cada especialidad en el área de la salud, tienen que ser definidas y fundamentadas en bases teóricas. Destacando que en el ámbito de la ciencia, "la teoría es el aspecto de mayor importancia", como lo comenta Demo (1985); La teoría es una forma de explicación, en el plan del conocimiento, y es la esfera del sujeto cognoscente (investigador, profesional de Enfermería, etc.).

Las bases teóricas, por supuesto, permiten tornar claras las dificultades de los temas, de los detalles técnicos y de los aspectos más distintos de los caminos metodológicos. En consecuencia se puede decir qué es lo específico de una profesión y de sus intereses. Carvalho (2003).

Por lo que resulta importante especificar el conocimiento que debe tener el profesional de enfermería respecto del cuerpo funcional y estructural, pero también como el cuerpo que se expresa, coexiste, es animado y tiene relación con el mundo como el cuerpo de lugar de expresión, de creación, de sentido, de representaciones, de escucha mística, de cognición y producto de subjetividades. Para la mujer mastectomizada es el espacio mínimo en que es un ser humano libre y activo, en el que puede impregnar sus propias ideas opiniones, valores, ambiciones y visión del mundo. Retomando así la teoría de la corporeidad para Enfermería de Figueiredo.

La teoría de la corporeidad para Enfermería, señala la importancia de mirar el cuerpo de manera total, singular, compleja y estética, con necesidades y deseos, por lo que siempre se debe estar atento a los signos que expresa, considerándolos (bioculturales), que hablan de la vida individual y colectiva una vez que tienen un sentido histórico, por lo tanto, expresan el acto del momento vivido en el cuerpo por medio de una relación dinámica-corporal atribuida a los sentidos que se renuevan conforme a la situación y que se dan en un espacio donde se revela un cuerpo vivido, un cuerpo existencial, un cuerpo espacio, cuerpo experiencia, cuerpo sujeto, con diversas expresiones y una variedad de significados.

En esta teoría de la corporeidad para enfermería, se debe tener presente que el cuerpo para el cuidado de enfermería es integralmente biológico, emocional, personal, político, espiritual, social, cósmico, psicológico, o sea, un cuerpo histórico y por lo tanto la aproximación del profesional de la salud va más allá que un examen físico y biológico y se debe mantener la comodidad, el bienestar, la seguridad, (físico-espiritual) y el confort físico, emotivo, mental, espiritual, socio-económico, político y cultural.

Para cuidar el cuerpo es necesario conocerlo en todas sus dimensiones; implica saber que el cuerpo no está aislado de las demás partes que funcionan al mismo tiempo, el cuerpo puede tener desviado o enfermo un sistema y los otros sistemas estar saludables. Sin embargo, para Figueiredo (2009), es fundamental destacar que aquellos que cuidan del cuerpo requieren de conductas como: Querer cuidar, crear un ambiente rico en estímulos auditivos, visuales y espirituales, estar emocionalmente bien y estar evaluando su desempeño en el cuidado,

Al Querer cuidar a la persona, es estar comprometidos para mantener la salud cuando la persona está en riesgo. Dando lugar a crear un ambiente rico en estímulos auditivos, visuales y espirituales, y a partir del conocimiento que se tiene de cada ser humano, poder ofrecer lo que le gusta, desea o necesita; por lo tanto es un cuidado individualizado e intransferible. Que requiere que la persona que cuida, este emocionalmente bien para que pueda trasmitir energía mental-corporal positiva y estar siempre evaluando y juzgando lo que se desempeña como cuidado de enfermería, sus movimientos corporales científicos, prácticos y políticos, indican posibilidades de contribuir para mantener el cuerpo en el flujo de la vida, ligando los ambientes, las personas de sus afectos en el ambiente que se presenta como terapéutico.

Los aspectos anteriormente expuestos colocan a las enfermeras (os), en una situación privilegiada para lograr articular el cuerpo social y físico de la mujer mastectomizada por cáncer de mama, con el cuerpo sensible y diestro del profesional de enfermería, que habitan en un mundo social, por lo que, recobra la importancia de la interacción enfermera-persona, cómo medio para conocer como la persona percibe la enfermedad, la salud física, el dolor, la discapacidad y la pérdida de un órgano, como experiencias relacionadas con la corporeidad y un aspecto fundamental, es que en esta interacción el ser de la enfermera se convierte en un instrumento de cuidado, por lo que la enfermera (o), debe ser consciente de su propia corporeidad, de cómo percibe al mundo, y la experiencia de la práctica a través de su cuerpo, para comprender y otorgarle significado a los momentos de cuidado es decir para ejercer y practicar el cuidado, no basta con una responsabilidad, sino que se deben de tener las características de la naturaleza humana, de lo que llamamos lo humano.

Es así como nos damos cuenta que en el plano de los cuidados de Enfermería, la ética y estética es decir la sensibilidad y la destreza en el cuidado del cuerpo es fundamental porque la administración de los cuidados implica, por lo general, el trato con un cuerpo ajeno y ello demanda: respeto, consideración, delicadeza y el conjunto de problemas éticos que se debe afrontar y, el cuidado acontece cuando se fomenta un nuevo equilibrio, por ello es que cuidar del cuerpo de las mujeres mastectomizadas implica cuidar la vida que la anima, cuidar de un conjunto de relaciones circundantes con la realidad. Implica tener claro cuáles son las directrices o los sentidos donde este cuidado va dirigido y las actitudes que se deben adoptar.

Para Boff (2012) son cuatro los sentidos principales del cuidado en los que Enfermería está inmersa: El primero, designa el desvelo, la solicitud, la atención, la diligencia. El segundo, pasa a significar preocupación, inquietud, desasosiego y hasta sobresalto por la persona. El tercer sentido, está en la esencia humana, que se expresa en dos movimientos indisolubles: la voluntad de cuidar y la necesidad de ser cuidado. Esta relación indisoluble nos acompaña a lo largo de la vida. Por último el cuarto sentido, el cuidado como preocupación y prevención.

En el cuidado del cuerpo, para la prevención, existen cuidados que pueden ser demostrado científicamente unos ya con evidencias fundamentadas y algunos otros en estudio que pueden ser retomados y generar conocimiento nuevo, y en la preocupación, por el contrario, hay que prever, porque no se puede saber las consecuencias y reflejos de determinado acto, iniciativa o aplicación científica para el medio ambiente, la salud humana y en el equilibrio del ecosistema.

Cuidar es una relación tan próxima al cuerpo, por eso estimula a dar sentido a la experiencia de cuidar, pues dar sentido se dedica a orientar y apoyar al profesional a crear conexiones positivas con el ser humano, al mismo tiempo las experiencias de cuidado condicionan actitudes y acciones de manera inconsciente por lo que resulta apropiado rescatar las actitudes de cuidado que generalmente se esperan, como: La compasión, el toque de la caricia como una manifestación de amor, la asistencia sensata, el devolverle la confianza en la vida, el Ayudar a acoger la condición humana y acompañar en la travesía propuestas por Boff (2012).

La compasión representa la capacidad de ponerse en el lugar del otro y de sentir con él. Se busca que perciba que no está solo en su dolor. Dando lugar al Toque de la caricia esencial, como el tocar al otro, devolverle la certeza de que pertenece a nuestra humanidad; el toque de la caricia es una manifestación de amor.

La asistencia sensata, en la que se tiene presente que la mujer mastectomizada, necesita ayuda en el cuidado y la enfermera o enfermero desean cuidar. La convergencia de estos dos movimientos genera reciprocidad y la superación de una relación desigual, crear un soporte que le permita mantener una relativa autonomía. La asistencia debe ser juiciosa e incentivar a la mujer a hacer todo lo que ella pueda, animarle a hacerlo y asistirla solamente cuando ya no pueda hacerlo por sí sola.

Al demandar cuidado profesional lo que más desea la mujer mastectomizada, es recuperar el equilibrio perdido y volver a estar sano. De ahí que sea decisivo devolver la confianza a la vida, en sus energías interiores, físicas, psíquicas y espirituales. Lo que permite también ayudar a acoger la condición humana; expuesta en todo momento a riesgos y a vulnerabilidades inesperadas, teniendo que aceptar la enfermedad, y por último la muerte. El diálogo tranquilo y sereno con el enfermero (a), con el sacerdote o con la persona espiritual que puede darle paz y sosiego.

Por último en el acompañar en la travesía, hay momentos inevitables para todos; todos tenemos que morir, es la ley de la vida, sujeta a la muerte. Pero, la presencia discreta, respetuosa del enfermero o enfermera dándole la mano y palabras de consuelo, invitándolo a ir al encuentro de la luz y de la fuente de la vida puede hacer que el moribundo salga de la vida, serena y agradecida por la existencia que vivió.

En suma el cuidado del cuerpo en la mujer con mastectomía, implica conservar el orden, el equilibrio a través de redes de apoyo solidarias e incluye una serie de actividades en una variedad de espacios, de tiempos, de mecanismos de organización interna y externa, conduce al cuidado de uno mismo, de las personas cercanas incluyendo a la familia, los lazos y vínculos sociales. En otras palabras, el cuidado es la fuerza principal de toda nuestra acción, porque nuestras acciones en su desarrollo pueden ser acciones dañinas, pero si tenemos cuidado toda acción será buena; es decir, "Todo lo que amamos lo cuidamos y lo que cuidamos lo amamos" como lo comento Boff (2002), por lo que la integración de la familia en dicho cuidado es de suma importancia para el cuidado esencial que surge en la conciencia colectiva siempre en momentos críticos, en el cual, el cuidado es fundado en la razón sensible y cordial, que se refiere a los comportamientos y a las relaciones con las personas y la naturaleza, marcadas por el respeto a la alteridad, la amorosidad, la cooperación, la responsabilidad y la renuncia a toda agresividad. Bustamante (2005). Con lo que se da lugar a la subcategoría Cuidado, cuerpo y familia.

Bustamante (2005). Agrega que la familia representa un organismo vivo complejo, cuya trayectoria de vida es un trascurrir de diversidades, adversidades, semejanzas, diferencias, individualidades, singularidades y complementariedades de lucha por su preservación y desenvolvimiento en un tiempo – espacio y territorio dado y en el cual se siente perteneciente, interligada y enraizada biológica, solidaria, amorosa, cultural, política y social.

El autor afirma que cuidar es la voluntad y el gesto de dar de sí para los otros, más allá de las cosas o de las acciones y el cuidado es ofrecido en el momento oportuno. Por lo que cuidar es acompañar al otro como un legítimo otro en la convivencia para alcanzar la concretitud de su dignidad humana, para identificarse con sus espacios de vida, con la tierra y con la vida que pueda existir en ella. Enfatiza en que cuidar va más allá de nuestras acciones; señala comportamientos que se dan en el acto de cuidar, que tienen que ver con las interacciones simbólicas entre las y los sujetos sociales que comparten un espacio cotidiano, en donde se viven experiencias de cuidado, las cuales son actos y acciones humanas de sujetos que tienen una intersubjetividad y que comparten su experiencia ayudando a resolver las necesidades de las personas que conviven en el mundo cotidiano.

Proponiendo este cuidado sea llevado bajo los principios de: singularidad, identidad, solidaridad, conversación, amor, lucha por la vida, de la asperidad a la suavidad y acompañamiento, considerando que el cuidado, cuerpo y familia constituyen también una base teórica y práctica en el cuidado para la salud y bienestar de la mujer mastectomizada por cáncer de mama.

ABORDAJE METODOLÓGICO

El presente estudio es de abordaje cualitativo, que responde a cuestiones particulares y se ocupa de la realidad que no puede ser cuantificada, además trabaja con el universo de significados, aspiraciones, creencias, valores y actitudes que corresponden a los fenómenos que no pueden ser llevados a la operacionalización de las variables, como lo señala (Hernández, 2006). Para Minayo (2003), la producción del conocimiento aborda la investigación cualitativa, como aquélla que responde a cuestiones muy particulares, su quehacer está centrado en un nivel de realidad que no puede ser cuantificado: vale decir, trabaja con un universo de significados, motivos, aspiraciones, creencias, valores y actitudes, lo que corresponde a un espacio más profundo, es decir profundiza en el mundo de los significados, de las acciones y relaciones humanas; un lado no captable en ecuaciones y estadísticas.

El método utilizado es el llamado enfoque biográfico[19], en la modalidad de historia de vida; esta metodología permite una aproximación mayor con las mujeres sometidas a mastectomía por haber padecido cáncer de mama, narrando su experiencia, las concepciones y significados del cuerpo interpretados por ellas mismas; pretendiendo obtener su visión del mundo, sentimientos, acciones y comportamientos.

Del método biográfico, se han generado múltiples términos que llegan a producir confusión y difícil delimitación conceptual; una primera diferencia distingue a lo que se denomina la "historia de vida' del 'relato de vida". Con el primero de estos términos *relatos de vida*, se designa la historia de una vida tal como la cuenta la persona que la ha vivido. Muchos investigadores emplean todavía el término de "historia de vida" a este efecto. En cuanto al segundo término *historia de vida,* se reserva para los estudios de casos sobre una persona determinada, incluyendo no

---

[19] La expresión enfoque biográfico constituye una apuesta sobre el futuro, expresa una hipótesis, a saber, lo que estaría en juego no sería solo la adopción de una nueva técnica, si no la construcción paulatina de un nuevo proceso sociológico, un nuevo enfoque que entre otras cosas, permitirá conciliar la observación y la reflexión de allí el termino de enfoque biográfico. (Bertux).

solo su propio relato de vida, sino también otras clases de documentos; por ejemplo, la historia clínica, el expediente médico o judicial, los test psicológicos, los testimonios de allegados, etc.

En la presente investigación se optó por la historia de vida, por considerarse la más apropiada para este trabajo, por ser un estudio donde se tuvo el interés en la narrativa de la historia de vida en voz de las mujeres mastectomizadas con su propio relato, pero a la vez es complementado por el investigador con otras clases de documentos o narraciones.

Es importante comentar que en la historia de vida, se requiere del uso de la autobiografía y/o la entrevista abierta, en donde la mirada auto-grafica siempre presente se transforma en una mirada Etnografica. La entrevista fue un relato pronunciado en primera persona, ya que lo que se intenta rescatar son las experiencias de ese individuo, no se pretendió fuera exhaustivo, sino que se centró en algún momento o aspecto de la vida. También la ilusión de la totalidad está desterrada, porque se considera que todo sujeto posee un mecanismo selectivo que desde el presente lo lleva a recordar u olvidar determinados hechos, y dicho proceso debe ser respetado por el investigador. Por sobre todas las cosas, hay que evidenciar que toda entrevista está coproducida, tiene dos autores: entrevistado y entrevistador son indispensables para que este texto sea el que es.

La Historia de vida comprende dos características básicas: a) la experiencia del autor, usada de manera horizontal buscando encontrar patrones universales de relaciones humanas y percepciones individuales, b) interpretaciones sobre el origen y funcionamiento de los fenómenos sociales, a través de articulaciones temporales fortalecidas por las entrevistas. Este método recomienda que los sujetos de investigación, como lo son las mujeres mastectomizadas, relaten su vida, los factores y acontecimientos vividos que marcaron el significado de su cuerpo y demandaron la participación de Enfermería en esta vivencia. La mujer como sujeto formula reflexiones sobre su vida, mientras narra el contexto presente, liberando su pensamiento crítico, que además de seleccionar los datos, determina el significado atribuido a ellos, realizando un verdadero balance de su vida.

A su vez, las experiencias personales o relatos que un individuo hace de su vida o aspectos específicos de ella, su relación con la realidad social y, los modos como él interpreta contextos y define las situaciones en las que él ha participado, en todo momento tienen implicaciones del cuerpo, y establece entidades con el mundo que lo rodea, resumiendo que sin duda la persona en primer término es corporal. Durante la fase de recolección de la información retomamos las dos "dimensiones" que parecen estructurar el espacio de las nuevas investigaciones;

De lo estructural a lo simbólico y a la praxis, Es decir, la historia de vida como método de investigación fue derivado del "interaccionismo simbólico", en el que se cree que los humanos conocen y definen su mundo a través de la interacción con otros y los símbolos, tal como las palabras, significados y el lenguaje son aprendidos a través de la interacción y son usados por el individuo interactúate para representar la definición en desarrollo del individuo, de cualquier situación determinada.

Determinación del número de relatos de vida en los que se basa una investigación dada, cuya concepción inicial permite la totalización de los elementos del conocimiento de las relaciones socioestructurales aportadas por cada relato de vida, y la aparición del fenómeno de saturación, que parece fundamentan la validez del enfoque bibliográfico. Si lo anterior es cierto, entonces el corte significativo según esta dimensión del número de casos observados no se sitúa en algún punto entre diez u once o entre treinta o treinta y un relatos, sino más bien en el punto de saturación, el cual, por supuesto, es necesario sobrepasar para asegurarse de la validez de las conclusiones.

Escenario del estudio.

El presente estudio se realizó en los domicilios particulares de las mujeres con mastectomía, en la comunidad urbana del municipio de Durango del Estado de Durango, logrando una mayor intimidad y comodidad, es decir, se guardó la característica de crear un ambiente seguro y de confianza en donde la mujer mastectomizada pudiera expresar libremente sus experiencias vividas; Un segundo escenario, fue un consultorio de enfermería, ubicado en la Facultad de Enfermería y Obstetricia, del mismo Estado, creando un ambiente colaborativo para la dinámica del moldeado con plastilina y la entrevista grupal con el personal de salud.

Recolección de la información.

En un primer momento se utilizó la entrevista abierta y la autobiografía, con la revisión de los documentos de vida que describen momentos puntuales de la existencia y aportan una serie de hechos con significación e intencionalidad. Su supuesto es que la vida puede ser captada, descrita e interpretada en un texto social. Los documentos incluyen: Diarios, Narraciones de vida y de experiencias personales y notas de campo.

En un segundo momento, se aplicó la dinámica de moldeado con plastilina, como una manera de cuestionamiento indirecto, complementando las narraciones de la historia de vida de la mujer mastectomizada, en donde se incluyó la participación de las mujeres antes entrevistadas, sus esposos y una hija. En esta actividad se pide a los participantes que realicen una figura de lo que representa su cuerpo o el cuerpo de su pareja o madre según sea el caso y, de cómo le gustaría ser tratado y cuidado ante la mastectomía, y posteriormente realiza su interpretación escrita de la figura construida.

Por último, se invitó a participar al personal de salud que ha tenido experiencias en la atención y cuidado de estas personas, con una entrevista corta con el interés de indagar lo que representa para ellos el cuerpo de la mujer mastectomizada y su cuidado, permitiendo con esto complementar las historias de vida en el aspecto social.

Para el proceso de la recolecta de datos, previamente contando con la autorización del Comité Estatal Interinstitucional de Mortalidad de la Mujer y del Comité de Investigación del Centro Estatal de Cancerología (CECAN), así como el de la Facultad de Enfermería y Obstetricia, (FAEO), se organizó la planeación de actividades, teniendo acercamientos previos con las participantes, quienes fueron mastectomizadas al menos un año antes del estudio.

Posteriormente en un ambiente seguro, de confianza y conservando el sentido de privacidad se da inicio a la entrevista en donde las informantes pueden expresar libremente algo de su existencia, de acuerdo con las demandas del investigador, conformando un trabajo sobre las interpretaciones que el entrevistado tiene de sucesos que marcaron su vida, formulando la pregunta norteadora:

¿Qué ha significado en su vida el cuerpo a partir de la mastectomía, y como ha sido su cuidado?

Las entrevistas trascurrieron de forma tranquila, las participantes hablaron libremente sin prisas, las participantes fueron entrevistadas en horarios que refirieron se sentían más cómodas y libres de compromisos, las entrevista no fueron interrumpidas en ningún momento, por lo que mostraron mucho interés de seguir con sus narraciones durante un tiempo promedio de 1 a 2 horas; en algunas casos se omitieron por parte del entrevistado, aspectos considerados relevantes para el estudio y se buscó una segunda entrevista con aspectos concretos de complementar, por medio de la técnica de moldeado con plastilina.

En un segundo momento, se aplicó la dinámica de moldeado con plastilina, con la participación de las mujeres antes entrevistadas, sus esposos y una hija. El propósito principal de la dinámica fue indagar un poco más *sobre el significado de su cuerpo a partir de la vivencia de la mastectomía,* incluyendo así el sentir de las personas significativas en las historias de vida de las mujeres mastectomizadas. Por último se invitó a participar al personal de salud que ha tenido experiencias en la atención y cuidado de estas personas, con el interés de indagar lo que representa para ellos el cuerpo de la mujer mastectomizada emitiendo su opinión de forma escrita.

Las narraciones fueron grabadas con autorización de los sujetos de investigación, garantizando el anonimato recomendado en toda investigación científica y con el fin de obtener mayor confiabilidad de los datos, (Bertux (1980), utilizando otros nombres como seudónimos y la transcripción de las entrevistas ocurrió inmediatamente, permitiendo al investigador organizar las ideas en relación a los objetivos de la investigación y a los puntos de saturación, tal como fue hecho en esta investigación. Así mismo se realizó la interpretación de las figuras moldeadas y la de los datos recolectados en las narraciones complementarias del personal de salud.

Sujetos de estudio.

Para realizar la integración de las historias de vida se planificó para realizar finalmente doce entrevistas a Mujeres intervenidas con mastectomía por cáncer de mama con más de 12 meses de vivencia post quirúrgica atendidas en el Centro Estatal de cancerología (CECAN). De clase social media – baja.

El número total estuvo dado por la saturación de la información con los discursos, de las cuales quedaron nueve únicamente después del análisis y respetando la saturación dada por los datos, y para complementar sus historias participaron tres de los esposos y una hija menor de edad (la madre brinda la autorización bajo consentimiento informado); recolectando también narraciones de cinco enfermeras, un médico y dos caballeros de la sociedad civil. Se respetó la identidad y la confidencialidad de las versiones producidas, de manera que los datos obtenidos de los participantes fueron utilizados sólo para fines de investigación y con el uso de nombres ficticios.

Perfil de los participantes.

Las historias de vida que se construyeron por parte de las mujeres mastectomizadas como narrador primario presentan aspectos semejantes y diferencias y para complementar sus narraciones e historias de vida algunos de los esposos que aceptaron participar, una hija menor de edad y como otra parte complementaria, los miembros del equipo de salud: médico y enfermeras, un técnico radiólogo y un terapeuta de la medicina complementaria. Todos sus discursos son influenciados por la formación económico- social que subjetivamente imprimé las bases para tener una concepción que es fortalecida día a día. Los participantes fueron:

Margarita: Mujer de 36 años de edad, originaria y residente del estado de Durango, estado civil: casada, estudios de secundaria, vive en casa propia con su esposo **Macario**, (15 años de matrimonio), tienen dos hijos menores de edad (7 – 11 años). Diagnosticada hace dos años, de carcinoma Ductal invasor de mama izquierda, le realizan mastectomía radical modificada de mama hace 18 meses, Su apoyo económico es su esposo, quien regresa de Estados Unidos en donde tenía aproximadamente 4 años trabajando actualmente trabaja como empleado, y participa en la construcción de la historia de vida con una narración complementaria, tiene 37 años de edad.

Marcela: Mujer de 44 años de edad, originaria de México D.F y residente del estado de Durango, estado civil: casada, con estudios de secundaria, vive en casa propia con su esposo **Manuel** y cuatro hijos (2 hombres mayores de edad, una niña y un niño menores de edad). Diagnostica hace dos años, de carcinoma Ductal invasor de mama izquierda estadio IV, fue diagnosticada cuando tenía 5 meses de embarazo, su tratamiento tuvo que esperar hasta que el embarazo avanzara y poder salvar la vida del producto, inicia quimioterapia para reducción del tumor una vez que nace su último hijo, posteriormente le realizan mastectomía radical modificada de mama, hace 15 meses, La actividad económica familiar es el comercio en donde ella también apoya.

Maité: Mujer soltera de 38 años de edad, originaria y residente de Durango Dgo, vivió en unión libre por 4 meses, estudios de carrera técnica, vive en casa de su madre con un hermano divorciado, por un tiempo se hizo cargo de dos sobrinos hijos de su hermano. Fue diagnosticada hace dos años, de carcinoma ductal de mama derecha, le realizan mastectomía radical hace 15 meses, más quimioterapia preventiva. Su familia no estuvo enterada de su cirugía ni su diagnóstico, les dice de su diagnóstico hasta que inicia la quimioterapia, y de su mastectomía no les comenta por no sentirse apoyada. Refiere que en su casa actualmente vive con su madre y uno de sus hermanos.

Maritza: Mujer de 60 años casada, originaria de Indé, municipio de Durango residente Durango, con estudios de primaria, vive en casa propia con una hija casada, un hijo soltero y su nieto, su esposo la dejó por otra persona hace 3 años (antes de su diagnóstico), refiere que siempre tuvieron una vida difícil, ya que a él siempre le gustó beber y ser infiel. Su familia la integran: siete hijos mayores de edad (3 mujeres y 4 hombres). Es Diagnosticada hace dos años y medio de carcinoma Lobulillar de mama izquierda, se realiza su mastectomía radical modificada de mama, hace 20 meses, continua con seguimiento médico cada 6 meses.

Magaly: Mujer de 57 años de edad, residente del municipio de Indé del estado de Durango, estado civil: casada, con estudios de primaria, vive en casa propia con su esposo y un hijo mayor de edad. Diagnosticada hace dos años y medio de carcinoma Ductal invasor de mama Derecha, se sometió a quimioterapias y posteriormente le realizan mastectomía radical modificada de mama hace 16 meses. Siempre ha sido Ama de casa, su apoyo, y quien la acompañó durante su tratamiento es su hermana, el apoyo económico con el que cuenta es por parte de su esposo e hijo.

Mabel: Mujer de 44 años de edad, originaria y residente del estado de Durango, estado civil: casada, estudios de primaria, vive en casa propia con su nuera, esposo y dos hijos, (uno de 11 años). Diagnosticada hace dos años y medio de carcinoma Ductal infiltrante de mama izquierda, le realizan mastectomía radical modificada de mama hace 19 meses, mas Quimioterapia. Su apoyo económico es su esposo, y su hijo pero en el momento de su cirugía ninguno trabajaba, solo recibían el apoyo económico de la casa en donde ella es empleada doméstica, misma a la que no estaba acudiendo a trabajar pero ya se integró a sus actividades laborales. Refiere haber vivido una situación de infidelidad durante la recuperación de su cirugía y la hizo sentir aún más triste pensando que tal vez por los cambios en su cuerpo su esposo había cometido la infidelidad; en la actualidad ya lo hablaron, se perdonaron y siguen juntos

Macrina: Mujer de 59 años de edad, originaria y residente del estado de Durango, ama de casa, estado civil: soltera, estudios de Primaria, vive sola en casa de uno de sus hijos y otra de sus hijas quien siempre está pendiente vive muy cerca; tiene 5 hijos mayores de edad, mismos que le apoyan económicamente, Diagnosticada hace dos años, de carcinoma Ductal infiltrante de mama derecha, le realizan mastectomía radical modificada de mama, hace 15 meses, mas quimioterapia, actualmente solo va cada cierto tiempo a seguimiento.

Madison: Mujer de 41 años de edad, originaria y residente del estado de Durango, ama de casa, estado civil: casada en su segundo matrimonio, con **Marco** (Un año de matrimonio), ambos con estudios de Primaria; vive en casa de renta, tiene tres hijas mayores de edad, y una hija de 9 años (**Madison Hija**). Económicamente se ayuda de su trabajo con el oficio de costurera, la apoya un poco su esposo que es comerciante pero en estos momentos no ha conseguido trabajo; él ayuda con los quehaceres de la casa y un poco con los trabajos de costura. Fue Diagnosticada en hace dos años y medio de carcinoma Ductal infiltrarte bilateral; se le realiza mastectomía bilateral (de ambos senos) hace 16 meses, mas quimioterapia. Inicia las revisiones médicas cuando ella observa que los senos supuran liquido lechoso le realizan la revisión y estudios (ultrasonido y biopsia) detectando que hay células cancerígenas en un seno, a lo que le comenta el médico que el tratamiento es la extirpación de su seno, ella con la esperanza de que hubiera otra oportunidad de tratamiento que no fuera la mastectomía acude con otro médico para una segunda opinión el médico vuelve a realizar estudios (2 Ultrasonidos y una mastografía) y detecta que el diagnóstico es carcinoma bilateral y la opción de tratamiento es mastectomía bilateral más quimioterapia. Por lo que se realizan mastectomía radical modificada bilateral (de ambos senos), hace 15 meses, representado para ella una situación muy difícil de asimilar en los primeros meses. Actualmente está en seguimiento.

Mady: Mujer de 45 años de edad, originaria de San Luis Potosí residente del estado de Durango, ama de casa, estado civil: Divorciada, (después de una infidelidad antes de su diagnóstico); estudios de Primaria, viven en casa de su hijo mayor que es soltero; tiene 2 hijos mayores de edad y una hija quien recientemente se fue a vivir con su papá, Económicamente se ayuda de lo que le da su hijo para la manutención del hogar, refiere que para ella era triste tener sus senos pequeños incluso creía que su esposo la había dejado por no tener un cuerpo bonito con senos grandes. Fue Diagnosticada hace dos años y tres meses de carcinoma Ductal infiltrarte de mama derecha, se le realizo su mastectomía radical hace 22 meses.

Es importante mencionar que la cobertura de su salud para todas las mujeres con cáncer de mama atendidas en el CECAN, ha sido por parte del seguro popular, por lo que el tratamiento médico no genero gasto.

Otros participantes que contribuyen en las historias de vida.

Enfermeras: Sabina, Salomé, Sandra, Sara, Samanta, Medico: Samuel. Radiologo: Marcelo, terapista; Manolo.

Análisis e interpretación de los discursos

Obtenidos los discursos, fueron: transcritos, organizados y clasificados en unidades temáticas Se procedió a realizar un análisis temático de la información que "consiste en descubrir núcleos de sentido que componen una comunicación cuya presencia o frecuencia significan alguna cosa para el objetivo visado", para lo cual, importa más la expresión verbal y la comprensión simbólica de una realidad a ser conocida, Minayo (1996).

En el Pre-análisis: después de la construcción de las narrativas, se realizó la lectura del material para familiarizarse con los contenidos. Esto posibilitó el conocimiento más íntimo del sentir de las mujeres con mastectomía, de sus deseos, sentimientos, percepciones, experiencias y propuestas. La exploración de material se realizó con una reducción de la información contenida en los discursos, identificando los fragmentos del texto que tenían significado y relación con el objeto de estudio. Primero una reducción de la información de los discursos, seleccionando citaciones. Posteriormente, se definieron palabras clave que identificamos como indicadores. Cada citación podía contener más de un indicador. Así como cada indicador podía ser referido en más de una citación.

Se realizó una segunda lectura de los indicadores señalados, para definir subcategorías; posteriormente, se analizaron los significados de los discursos para descubrir categorías adecuadas al estudio y establecer áreas temáticas. Se hizo un análisis cualitativo de los hallazgos obtenidos, tratando de interpretar los significados emergidos relacionándolos con el abordaje conceptual de la investigación. El reporte final de la historia de vida, es preparado y regresado a los participantes para verificación.

Consideraciones éticas

Este estudio fue realizado con base en el reglamento de la Ley General de Salud, en materia de Investigación para la Salud (Secretaría de Salud, 1987-2003), relacionado con el desarrollo y validación de los aspectos éticos de las investigaciones con seres humanos, en la cual se establecieron los criterios que guiaron la presente investigación, prevaleciendo los principios de respeto y la protección de sus derechos. Considerando el TÍTULO SEGUNDO, Capítulo I "De los Aspectos Éticos de la

Investigación en Seres Humanos", y los Artículos 13,14, 16, 20, 21, 22, que rigen la investigación con seres humanos.

La investigación cualitativa se basa, en criterios que tienen como finalidad asegurar la calidad y la objetividad tomando en cuenta los principios éticos que aseguran la validación del trabajo de investigación; considerándose los siguientes criterios:

a. **En relación a la ética**. Se consideraron los principios éticos que aseguran la validación del trabajo de investigación:

El consentimiento informado, se solicitó la autorización de las participantes, a través del documento esclarecido, para registro de su participación voluntaria, la transcripción y publicación. Para ello se elaboró un formato de consentimiento informado (Anexo 1).

Se respetó la identidad y la confidencialidad de las versiones producidas y dadas por los actuantes de manera que los datos obtenidos de los participantes fueron utilizados sólo para fines de investigación.

Se mantuvo la privacidad y el anonimato, ya que, previo al inicio de la investigación, se explicó a los participantes la finalidad de los discursos exclusivos de este proceso. También se informó que el estudio será publicado y sus nombres serán reservados, a través del uso de otro nombre; después de grabar no se afectó la credibilidad, ni la susceptibilidad de los participantes.

b. **Rigor científico**

Con la finalidad de aumentar la calidad y objetividad de la información, en esta tesis doctoral se refrendaron los criterios que determinan la fiabilidad de la información cualitativa: **credibilidad, transferibilidad, formalidad y confirmabilidad.** Hernández (2006):

La credibilidad. Fue dada por la verdad establecida mutuamente entre el investigador y el informante. Las opiniones y valores de los informantes fueron recolectados por medio de la técnica de la entrevista abierta, técnica de moldeado con plastilina mediante el uso de una grabadora digital, cuadernillo de dibujo y de algunas notas sobre las percepciones de la autora respecto a los informantes. A fin de incrementar la posibilidad de los resultados, a través del compromiso del investigador con el informante en el transcurso de la investigación y documentar la credibilidad, se utilizaron las siguientes técnicas:

Transferibilidad. Fue posible trasladar el estudio cualitativo hacia otros contextos, desde que se obedecía la preservación de los significados, interpretaciones e inferencias particulares. La investigación se realizó con personas con cáncer de mama que han sido sometidas a mastectomía en una institución especializada en el estado de Durango, México, misma que puede replicarse en otros estados de la República Mexicana, así como en otros países.

En cuanto a la **formalidad**, existió estabilidad en el tiempo y frente a distintas condiciones. El procedimiento conocido como réplica paso a paso, constituyó uno de los métodos empleados para evaluar la estabilidad de la información.

La confirmabilidad. Expresó la objetividad en la investigación, la cual, está referida a datos documentados, oriundos de las observaciones iníciales, cuya repetición es verificada por medio de otras fuentes o confirmadas por éstas.

- **La triangulación**. En la que se hizo uso de múltiples referentes para llegar a conclusiones acerca de lo que constituyen los saberes. Utilizando los siguientes tipos:

Triangulación de datos, con la información que se obtuvo de los esposos, de las hijas, del personal de salud, técnico y profesional, de la población en general con el objeto de complementar y validar los datos a través de múltiples perspectivas.

Triangulación de técnicas. Se hiso uso de diferentes técnicas para la colecta de datos, combinando la entrevista abierta y autobiografía como parte principal de la historia de vida, la técnica de moldeado con plastilina, la grabación y trascripción inmediata de la entrevista, lectura del material escrito intercalándola con la grabación, autobiografía y biografía

CAPÍTULO IV

RESULTADOS Y DISCUSIÓN.

"Para cuidar el cuerpo es necesario conocerlo en todas sus dimensiones, implica saber que el cuerpo no está aislado de las demás partes que funcionan al mismo tiempo, el cuerpo puede tener desviado o enfermo un sistema y los otros sistemas estar saludables".
Nebia Almeida de Figueiredo.

La enfermería y el cuidado del cuerpo de la mujer con mastectomía por cáncer de mama, es entendida a partir de las reflexiones realizada por Boff (1999, 2002, 2012) Figueiredo (1994, 2009), Le Breton (2002), Morín (1999 - 2009), y Bustamante (2000), además de otros estudiosos e investigadores que, también, son referenciados y permitieron reflexionar sobre el tema, partiendo de la voz misma de algunas mujeres con diagnostico positivo a cáncer de mama y que fueron sometidas a la extirpación de una o ambas mama como tratamiento quirúrgico reparador, quienes manifiestan en sus historias de vida, diferentes cambios en los imaginarios sociales de su cuerpo, lo que se refleja en el significado que sobre su cuerpo construyen, en el identifican su cuerpo como algo que va más allá de las lesiones objetivas y subjetivas, destacando una amplia gama de sentimientos que se activan a la hora de afrontar su problema.

El cuerpo para la mujer mastectomizada está construido socialmente, tanto en lo que se pone en juego en la escena colectiva como en las teorías que explican su funcionamiento o en las relaciones que se mantiene con la mujer a la que encarna, y en este sentido considerando el papel de cuidador que enfermería representa se considera importante retomar a Figueiredo (2009), quien afirma que el cuidado de un cuerpo va mucho más allá de lo que se entiende por asistencia. Da oportunidades de decodificar signos verbales y no verbales, de preocuparse por la estética, de interactuar a través del lenguaje, la conversa, de establecer contacto diario con el cuerpo a tal grado de llegar a conocer lo y re significarlo, Se trata entonces de disponer del cuerpo como instrumento de cuidado a favor del otro cuerpo, por lo que como resultados de los discursos obtenidos de las historias de vida de las mujeres mastectomizadas por cáncer de mama, emergieron las siguientes categorías empíricas: **(Re) significando el Cuerpo y Enfermería en el cuidado del cuerpo.** La primera categoría con tres subcategorias: identidad corporal y subjetiva, Unidualidad corporal y espiritual y oportunidad de vida – muerte; la segunda categoría, con dos subcategorias: **Ética y estética del cuidado: sensibilidad y destreza y, cuidado, cuerpo y familia.**

1.- (re) significando el Cuerpo.	2.- Enfermería en el cuidado del cuerpo y la familia.
1.1.- Identidad corporal y subjetiva. **1.2.-** Unidualidad corporal y espiritual. **1.3.-** Oportunidad de vida-muerte.	**2.1.-** Ética y estética en el cuidado del cuerpo: sensibilidad y destreza. **2.2.-** Cuidado, cuerpo y familia.

Figura No.1: Categorías empíricas emergidas de las historias de vida de la mujer mastectomizada por cáncer de mama.

(Re) significando el cuerpo.

La primera categoría que emergió del análisis de los discursos obtenidos a partir de la vivencia de la mujer mastectomizada por cáncer de mama, fue "(re) significando el cuerpo" y para el desarrollo del análisis de la (re) -significación del cuerpo, se tiene presente la propuesta de Figueiredo (2009), en donde señala la importancia de mirar el cuerpo de manera total, singular, compleja y estética, con necesidades y deseos, por lo que siempre se debe estar atento a los signos que expresa, considerándolos (bioculturales), que hablan de la vida individual y colectiva una vez que tienen un sentido histórico, por lo tanto, expresan el acto del momento vivido en el cuerpo por medio de una relación dinámica-corporal atribuida a los sentidos que se renuevan conforme a la situación y que se dan en un espacio donde se revela un cuerpo vivido, un cuerpo existencial, un cuerpo espacio, cuerpo experiencia, cuerpo sujeto, con diversas expresiones y una variedad de significados y el significante "cuerpo" es una ficción[20]. Como lo afirma Le Breton (2002). Pero un ficción culturalmente operante, viva (si no está disociada del actor y si, por consiguiente éste es visto como corporeidad), con el mismo rango que la comunidad de sentidos y de valor que dibuja su lugar, sus constituyentes, sus conductas, sus imaginarios, de manera cambiante y contradictoria de un lugar y de un tiempo a otros en las sociedades humanas.

Por lo que las significaciones en torno a la corporeidad para la mujer mastectomizada, son aquéllas significaciones en torno al cuerpo, que se construyen de forma más o menos consciente y particularizada por su historia personal, dentro de un contexto social y cultural determinado, por otro lado, las significaciones psicosociales, que se hagan en torno al mismo, están íntimamente relacionadas con la interiorización que la mujer haga de éstas, constituyendo un componente esencial para el valor[21] que como ser humano- sujeto se dé a sí misma.

En la (re) significación del cuerpo, la corporeidad es concebida de acuerdo con unos imaginarios sociales expresados en los diferentes contextos, reflejada en la interacción social, cargada de simbología propia de cada grupo social y mostrando como la mujer mastectomizada: mantiene su corporeidad, la forma en que la ejerce, la forma en que la concibe y los valores que le atribuye, como cuerpo vivo.

En esta sentido, el cuerpo como lo comenta Le Breton (2002), es el eje de la relación con el mundo, el lugar y el tiempo en el que la existencia se hace a través de la mirada singular de la mujer. Por lo que se considera que de

---

[20]   Ficción del latín *fictío, - onis*, Invención, cosa fingida. Diccionario de la Real Academia de la lengua Española. Edición 23ª. Octubre -2014. www.rae.es.

[21]   Etimológicamente la palabra valor deriva del latín tardío valor, derivada del vocablo *valere*, que significa ser fuerte, ser potente. Entonces valor: según el diccionario UNESCO de la ciencias sociales (2009) es toda perfección real o posible que procede de la naturaleza y que se apoya tanto en el ser como en la razón de ser de lo que es real. Los valores según un análisis realizado por López (2001) son el fundamento del orden y del equilibrio personal y social.

cierta forma ser mujer y enfrentar una mastectomía por cáncer de mama habla no solo de la enfermedad misma que se ha posado silenciosamente en el cuerpo y que se deberá estar vigilando constantemente, también habla de identificar esa realidad de un cuerpo que es mirado y señalado es dar paso a la re (significación) del cuerpo, como el cuerpo vivido en la imagen que se tiene de sí mismas, y lo que ven los otros en ellas.

Adicionalmente, la (re) significación del cuerpo de las mujeres mastectomizadas como seres humanos, conlleva a la preocupación por observar a un cuerpo en sus dos facetas la "visible e invisible", que le permiten contar con una identidad y unidad humana, identificadas a partir de una visión del cuerpo que considera la disposición y orden de las partes dentro de un todo, a través de la recursividad organizada, distinguiendo así una identidad corporal que la singulariza, como un conjunto de rasgos propios o de una colectividad, permitiendo a su vez observarla como la forma concreta de la unidad humana que permite el mantenimiento de la dualidad en el seno de la unidad en una undualidad compleja, ya que en cada persona existe una unicidad humana y una diversidad humana al mismo tiempo. Morin (1999).

Al respecto Boff (2002-2009), sostiene, que se prefiere hablar de corporeidad para hablar del ser humano, por ser ese concepto que expresa la totalidad del ser humano como un cuerpo vivo y no un cadáver, una realidad bio-psico-energético-cultural dotada de un sistema perceptivo, cognitivo, afectivo, valorativo, informacional y espiritual; parte de la creación y de la naturaleza (ecosistema complejo, que articula otros sistemas), el cual se debe conocer.

Al considerar el cuerpo humano como un organismo complejo, que envuelve al ser humano como ser a la vez físico, biológico, síquico, cultural, social e histórico, se consideran las distintas funciones y órganos que puedan experimentar algún desorden o proceso anormal que se manifiestan en la enfermedad, pero, al mismo tiempo, como ser humano vivo (re)significa la capacidad de acoger la vida tal como es, con sus posibilidades y su entusiasmo intrínseco, pero con su capacidad de crecer, humanizarse y convivir con las dimensiones de la vida, la enfermedad y la muerte, es decir, en su condición mortal; dando paso a las subcategorías emergentes de; *Identidad corporal y subjetiva, Uní-dualidad corporal y espiritual y Oportunidad de vida-muerte.*

4.1.1. Identidad corporal y subjetiva.

La subcategorías de identidad corporal y subjetiva, hace referencia a la idea de que el cuerpo de la mujer, *no* es un atributo: un "tener", si no el lugar y el tiempo indiscernible de la identidad[22]. Sin olvidar que es aquella porción del universo que animamos, informamos y personalizamos es decir es ese ecosistema vivo, una "realidad objetiva", pero además una subjetividad como relativo a la forma de pensar, de sentir y, en su conjunto, en cada una de sus partes, guarda información de largo proceso evolutivo. Le Breton (2002).

Al respecto Morin (2004), señala que algo tiene identidad en la medida en la que es un sistema y es sistema desde sus relaciones con sus partes, que son a la vez subsistemas y suprasistemas. Por lo que de acuerdo a las historias de vida y el análisis de los discursos de las mujeres mastectomizadas la identidad se caracteriza por tener identidades múltiples: la identidad individual, social o colectiva, ideológica y sexual entre otras, así lo mostraron los discursos:

[…] *Yo, soy una mujer en primer lugar soy mujer y soy una mujer sensible…. ¡Yo no soy un seno¡ soy una mujer valiosa, soy única en este mundo e irrepetible, y cuando Diosito me hizo rompió el monde y ni en el mundo va a ver otra como yo (llanto)* […] ***Marcela***

[…] *Yo me veo; (toca su cicatriz del pecho), pues por imagen sí me hace falta porque es la forma de mi cuerpo como mujer* […] ***Magaly***

[…] *El cuerpo de mujer es una creación increíble por lo que es capaz de hacer al dar vida y una mujer sin seno es igual que cualquier mujer* […] ***Marcelo.***

Dentro de sus discursos se muestra cómo se dan amplios calificativos esencialistas a esa identidad corporal femenina, individual, singular y que

---

[22] Identidad del latín *identitas, - atis,* Conjunto de rasgos propios de un individuo o de una colectividad que los caracteriza frente a los demás. Subjetiva (vo), adj.Perteneciente o relativo al modo de pensar o de sentir del sujeto, y no al objeto en sí mismo. Diccionario de la Real Academia de la lengua Española. Edición 23ª. Octubre -2014. www.rae.es.

tienen relación con las pasiones, la irracionalidad y la naturaleza. Podemos distinguir a través de los discursos expuestos, que no es posible discernir entre el ser humano y su cuerpo visible en las representaciones colectivas mezcladas con el cosmos, con la naturaleza y con los otros.

Desde esta perspectiva del pensamiento complejo las mujeres mastectomizadas, pueden ser consideradas como sistemas vivos o unidades totalitarias, que tiene una identidad propia. Donde la imagen del cuerpo, es la representación que el ser humano hace de su cuerpo; la manera en que lo percibe más o menos consciente, desde su sensibilidad para relacionar cuerpo con el contexto social y cultural de su historia personal. Sin embargo demanda atención importante en el sentido de la identidad al hablar de un ser único e irrepetible. (Le Breton, 2002, Morin (2004)

Al respecto, Goffman (2012) comenta que la idea implicada a la =Unicidad= es la de una marca positiva o =Soporte de la Identidad=. Una segunda idea implicada en la noción de unicidad es que, si bien la mayoría de los hechos particulares relativos a un individuo también pueden aplicarse a otros, advertimos que en ninguna otra persona en el mundo se encuentran, combinados, la totalidad de los hechos que se dan en aquélla que conocemos íntimamente; este es un recurso más para distinguirla positivamente de cualquier otra, una tercera idea es lo que distingue un individuo de todos los demás es la esencia de su ser, un aspecto general y central de su persona que lo hace enteramente diferente y no sólo con su identificación de quienes más se le asemejan.

Aun cuando se apela a este recurso de unicidad representativa de Identidad corporal, se deja ver cómo se encuentran inscritas las formas de ser en las que se interiorizan los significados de identidad que son construidos y producidos socialmente, no sólo de índole personal y privada. Como decía Simone de Beauvoir retomado por Le Breton: "No se nace mujer, se llega a serlo" y es en las representaciones colectivas y sociales donde se construye esa significación de mujer, de la que se espera en muchas ocasiones la funcionalidad y representación corporal. Con respecto a esa identidad corporal funcional de la mujer, encontramos expresiones como las anteriores pero dando sentido de funcionalidad en las siguientes:

[…] *Me siento bien, porque como ya no estoy criando, si estuviera criando, pues a lo mejor sí me haría falta mi pecho* […] **Magaly**

[…] *¡Ya para mí, lo mismo es tener que no tener¡; ¡Ya qué¡ de hecho, ya di pecho, ya acabé con mis hijos* […] **Maritza**

[…] *Sí me hacen falta mis senos, siento que hay veces que los necesito y a veces no, me gustaría verme y que me vea mi esposo como una mujer completa, con cuerpo de mujer, porque parezco hombre* […] **Madison.**

[…] *Si soy fuerte así me ve mi familia mis hijos, mi esposo… pero también… soy una mujer demasiado sensible* […] **Marcela**

En los discursos presentados, se muestra cómo el seno se presenta como esencial en la identidad de la mujer como cuerpo funcional, pero también constitutivo de su subjetividad femenina; en primer momento por la función nutricia de lactar, posibilidad que ciertamente sólo el cuerpo femenino tiene, y le proporciona la oportunidad de establecer una estrecha relación afectiva que la madre establece con su hijo a través del seno, siendo una relación afectiva y sensorial de una aparente fuerte unión sentimental. A lo que se debe tal vez discursos de identificación como el siguiente:

[…] *Yo veo a mi mami muy bonita, la veo chinita y bonita porque ella es mi mami* […] **Madison hija.**

Conjuntando las expresiones anteriores, observamos que las características de la mujer poseen calificativos que se relacionan con la naturaleza, inclinándose un poco más a ese cuerpo objetivo cómo físico y funcional, pero se menciona, cómo repercute en el aspecto afectivo, ya que, por el hecho de poseer cuerpos con características ya sean de orden hombre/mujer se será de cierta forma; como lo señala Bourdieu (2010), en el caso de lo femenino, se habla de una manera esencialista al señalar que por tener "cuerpo de mujer", para empezar ya se es mujer, y esta última ha sido descrita como sensible, emocional, frágil y débil.

Al mismo tiempo, se permite distinguir también aspectos de la identidad de género, culturalmente establecidos como una realidad, y en la mujer retoman importancia, ya que, reclama no haber perdido su lugar como mujer en el contexto social que le rodea. Considerando que la condición del hombre y de la mujer no está inscrita en el estado corporal, esta socialmente construida. Como lo afirma Le Breton (2002).

Acudimos a Scott (1991) quien confirma que las identidades subjetivas de hombre o mujer son de origen exclusivamente social. La identidad de género es una categoría social impuesta sobre un cuerpo sexuado, o que legitima las preocupaciones de las feministas y estudiosos (as) e investigadores en general.

Al respecto, también podemos retomar a Lagarde (1990), que expresa que la identidad de las mujeres es el conjunto de características sociales, corporales y subjetivas que las caracteriza de manera real y simbólica de acuerdo a la vida vivida. Con base en lo anterior, se considera que la mujer con mastectomía, tiene una identidad personal-singular, con características particulares que la caracteriza a cada una y las diferencian de las otras y del entorno, en sus diversos espacios cotidianos: el familiar, laboral, domestico y/o de vinculación afectica los cuales también permiten la conformación de una identidad colectiva.

Esta identidad colectiva realza su apertura relacional, su dinamismo y su alteridad, debido a que, la visibilidad constituye naturalmente un factor decisivo y lo que dicen acerca de la identidad social de la mujer, aquello que le rodea en todo momento de su diario vivir tiene para ella importancia en su identidad corporal, por lo que debemos conocer cómo es mirada en la sociedad:

[…] *El cuerpo de mujer es una escultura hecha por Dios y un deleite para los hombres físicamente, también es amor y alegría* […] **Manolo.**

[…] *Para mí, sólo es una mujer valiente y de buen corazón* […] **Marco.**

[…] *El cuerpo de la mujer significa vida, feminidad, perfección* […] **Samuel.**

Las expresiones presentadas muestran algunos de los calificativos de la identidad construida socialmente y, tienen relación con las pasiones, la irracionalidad y la naturaleza. Por lo que, al referirnos a la identidad corporal de la mujer mastectomizada, construida socialmente, no se puede dejar de retomar, la identidad sexual, como esa denominación íntima que como seres humanos asumimos en la sexualidad y en la individualización como sujetos sexuados con necesidades subjetivas, personales, íntimas, esenciales y espirituales que nos vinculan con otras personas y con el entorno. Lo que se ve amenazado, cuando se habla de una parte de ese cuerpo que históricamente ha tenido un lugar relevante en la vida social y política de los grupos humanos y ha poseído una marcada carga simbólica para su fuente asociada a esa subjetividad individual e identidad femenina pero que también se manifiesta cuando se considera expuesta ante el otro. Como se deja ver en las expresiones de las mujeres:

[…] *Me quitaron mi seno… ¡al principio pues no ¡ sí se me hacía feo arrimarme con mi esposo, o que él me viera así* […] **Margarita.**

[…] *Yo dije ¡sin mi seno¡ no pues ni modo*[23], *al cabo soy muy tranquila, no tan fácilmente tengo relaciones con alguien, si no es por amor o cariño* […] **Maité**

[…] *Yo pienso que ningún hombre va a aceptarme así; sin un seno… creo que es algo muy difícil para ellos; no es como el pelo que vuelve a crecer; el pecho pues no… porque por lo que he visto para la mayoría de ellos es sólo el sexo* […] **Mady.**

Se distingue que la imagen que las mujeres tienen de sí mismas tiene una estrecha relación con el otro, más significativamente, con la mirada que ellas perciben de los otros más cercanos en donde la relación con la pareja parece ser un elemento importante para su identidad sexual. Si se retoma la importancia de los cuerpos sexuados, calificados y categorizados, en tanto el anclaje que otorgan a la identidad corporal, a las subjetividades y por la relación que establecen las mujeres consigo mismas, pero también en tanto lo que comunican con sus cuerpo a otros, la manera en que estos cuerpos son mirados, las lecturas que se producen socialmente de los cuerpos de los otros, obteniendo discursos como los siguientes:

---

[23] Expresión coloquial usada en México para indicar que algo ya no tiene remedio. *Real Academia Española. (2005).*

[…] *Mi esposo; en este tiempo hace poco caso, y con su actitud, él me hace sentir ¡como que no le importo¡ y es que a veces le da importancia a que no tengo mi seno y otras no; ¡No entiendo su actitud¡ pero en cuestión de relación de pareja, está muy frío muy distante(sollozos).* […] **Marcela.**

[…] *Ella es hoy una persona aún más segura de sí misma, ante todo el mundo, en la intimidad la veo un poco cohibida por la falta de su seno* […] ***Manuel.***

El discurso presentado confirma cómo el anclaje que otorgan a la identidad corporal femenina y las subjetividades, tiene que ver con la relación que establecen las mujeres consigo mismas, es decir, las mujeres mastectomizadas son conscientes de sus cuerpos como objetos que se han de mirar, en espacios sociales concretos, mientras que en otros, como el hogar, pueden sentir sintonía con sus cuerpos como objetos que han de ser contemplados; en muchas ocasiones podrá sentir que en los espacios públicos están en primer plano, mientras que, cuando están en la intimidad se encuentran entre bastidores (inseguras).

En el texto médico de Tejerina y Florencio (2007), se retoman algunos significados en torno al seno femenino, afirmando que éste aparece como un símbolo primordial de la feminidad y posee tres vertientes: la primera, significar con su presencia la condición de la mujer, seguida del aspecto externo de elemento de belleza y por último, la manifestación íntima de un contenido erótico, lo que aquí se confirma, Sin embargo, aparte de todo esto, el sentimiento de seguridad que nace del carácter inteligible y familiar en lo cotidiano, el uso ordenado del cuerpo como un todo que la identifica, tiene un papel esencial.

En la lógica del pensamiento complejo, si pensamos en la mujer como un todo, como un sistema abierto, entonces su cuerpo tiene una identidad propia, como un sistema que tiene una totalidad, y no puede reducirse a las propiedades o características de sus componentes o de sus unidades. Es decir, el todo no es solo la suma de sus partes si no aún más que solo la suma. Morin (1995).

Sin embargo, a pesar de la importancia que representa el cuerpo para la construcción de la identidad, de la relación establecida con el cuerpo en espejo de otros y de la familiaridad del tema con la simbolización de sus propias ejecuciones corporales, pareciera estar en el olvido a lo largo de su vida cotidiana, es tal la magnitud del olvido que se hace del cuerpo, que éste sólo aparece en la conciencia de las mujeres en los momentos de crisis o excesos, por ejemplo, cuando se siente dolor, cuando hay una noticia de que se hará una herida y/o si existe la imposibilidad física para realizar algún acto. Es cuando el cuerpo recobra importancia, vuelve a sentirse como una parte que identifica a la persona, a la mujer. Como lo podemos distinguir;

[…] *El doctor me comentó: la voy a operar para quitarle los tumores, pero tal vez le voy a quitar su seno… En ese momento yo dije ¡No¡ prefiero morirme a que me quiten una parte de mi cuerpo*[…] **Margarita**

[…] *El Doctor me dijo: voy a operar, haré una mastectomía radical, hay que quitar todo el seno, y yo dije… Sí, para usted qué fácil es decir te quito todo y ¡Ya¡ y mi cuerpo como mujer.* […] **Marcela.**

[…] *Por una parte yo, no lo sentí mucho, ya está uno viejo… ¡ya que luce uno¡… pero con el tiempo ¡si me agüito¡*[24]*… aunque como dijo mi nieto ¿ya que te agüitas abue, que te veas así?…. pero no se crea; las cosas que me gustaba hacer como planchar, lavar y pues no muy bien se puede y, el miedo, porque no se crea, cuando se está llegando la cita o cuando llevo análisis… me asusto y pienso ¡pues sí, ya era mucho¡ y hasta le digo a mi hija y que me mochen*[25] *la otra* […] **Maritza.**

Se deja ver en los discursos anteriores, cómo es que en los tiempos de crisis o momentos de angustia reaparece la importancia del cuerpo en su totalidad, es decir, es cuando los significados del cuerpo, entran en tensión a partir de la pérdida de la mama, como una parte de su cuerpo, considerándola nuevamente como parte de un cuerpo completo que la identifica y la representa, pero también se relaciona con los significados construidos socialmente sobre el cáncer y su tratamiento.

---

[24]   Diccionario de la lengua española © 2005: agüitado: Triste, decaído, con el ánimo excesivamente abatido, también referido a animales y plantas)Abue: Diminutivo de abuela.

[25]   Del verbo mochar, término utilizado en México como sinónimo de cortar.

Al mismo tiempo Maritza permite distinguir dentro de su expresión, que para la mujer mastectomizada tener conciencia de una deficiencia física, significa que no puede dejar de formularse conscientemente cierto sentimiento crónico o tipo de inseguridad, y eso trae como consecuencia ansiedad, o algún otro sentimiento, sobre todo, durante la vigilancia de la evolución de la enfermedad como una regla en la evolución médica, pero lo experimentado ha trasformado su manera de ver esa vigilancia resaltando esa inseguridad.

Vemos cómo el cuerpo es borrado en la rutina diaria, pero cuando aparece en la mujer mastectomizada el deseo de llevar a cabo una acción física imposible de realizar, ya sea por la falta de destreza o por la restricción debida a la afección, aparecen los mismos sentimientos acompañados en muchas ocasiones por el mismo temor.

Al respecto, se puede referir a Le Breton (2002), quien afirma que la socialización de la persona en la vida cotidiana, es ese sentimiento de habitar naturalmente su cuerpo; en muchas ocasiones no se diferencia, a través de las acciones diarias se vuelve invisible, ritualmente borrado. Pero en otras condiciones, la conciencia del arraigo corporal, de la presencia humana sólo la otorgan los periodos de tensión, como puede ser: un dolor fuerte, el cansancio, la enfermedad, el tratamiento, un miembro afectado restringiendo el campo de acción o movimiento, e introducen el penoso sentimiento de una dualidad que rompe la unidad de la presencia; la persona se siente cautiva dentro del cuerpo que la abandona.

Se distingue que el cuerpo, es una representación significativa para la mujer, buscando ese lugar en el espacio social, pues, la rotulación de la identidad de género que posee cada una de ellas, ha dirigido su práctica, sus destinos y ha asignado los lugares que ocupan socialmente; ante las miradas se ha naturalizado la clasificación de los cuerpos de manera arbitraria, se han establecido una serie de dicotomías esencialistas.

En este orden de ideas, Le Breton (2002) expresa que las características físicas y morales, los atributos asignados al sexo provienen de elecciones culturales y sociales y no de una inclinación natural que se estableciera, de una vez y para siempre al hombre y a la mujer en un destino biológico. El autor, considera que bajo esta perceptiva se rechaza la preocupación por observar a una mujer real, viva, en una sociedad determinada en un momento determinado. En el cual se dejan ver expresiones como las siguientes:

[...] *Es muy difícil verme así, porque, incluso, cuando me baño y al verme en un espejo; así... ¡sí me veo fea¡ porque estoy acostumbrada a verme con mis dos senos y verme así es difícil... pero ya entendí que fue lo mejor por eso, ya no se me hace feo, ahora hasta nos reímos, hacemos bromas mis hijos y yo* [...] **Margarita.**

[...] *Yo ¡No digo, me veo re-fea ¡ tampoco reniego, porque me falta el seno...ya está uno viejo... para mí lo mismo es tener que no tener* [...] **Maritza**

En los discursos emergidos, se permite ver que si bien es cierto las características físicas, morales y los atributos asignados al sexo proviene de elecciones socio-culturales pero no es lo que las define del todo pues se deja ver como las inclinaciones naturales y la condición social de ser mujer interactúan para proporcionar una identidad.

Le Breton (2002), Afirma que entre todas las zonas del cuerpo humano en algunas se condensan los valores más altos del sentimiento de identidad, se establece el reconocimiento de sí mismo y del otro, se fijan las cualidades de seducción, se identifica el sexo etcétera, y la alteridad que muestra una huella para algunos se vive como un drama, como si se tratara de una privación de la identidad. Sin embargo, una herida grave, que deja una cicatriz profunda, en ocasiones no afea; no modifica para nada el sentimiento de identidad. Ya que, el cuerpo humano está planteado como un *alter ego* del hombre, sigue siendo signo del hombre; sin ser más hombre, pues operaciones en su contra se volvieron legitimas. Estas provocarían horror si se produce sobre el hombre por completo y no sobre un cuerpo que se piensa de manera independiente del hombre.

Merleau-Ponty (1985). Refiere que la corporeidad se constituye en un instrumento de expresión de la personalidad y sirve para tomar contacto con el exterior, comparándonos con otros cuerpos y objetos, por lo que se puede hablar, dentro del esquema corporal, del cuerpo objeto, es decir, de la representación aislada que nos hacemos de nuestro cuerpo en sí mismo, y del cuerpo sujeto como cuerpo vivido, que se refiere a la forma en que nuestra corporalidad se manifiesta en nuestras relaciones humanas y en la socialización;

Mier (2003) comenta que el sujeto se expresa simbólicamente en su corporeidad; es decir, manifiesta sus pensamientos, emociones, deseos, sentimientos afecciones e incluso las vicisitudes de su desarrollo vital, en formas y procesos de significación materializados en expresiones simbólicas.

Con lo anteriormente mencionado se confirma que la construcción de los significados del cuerpo, no sólo tienen que ver con las características físicas, morales y los atributos asignados al sexo que provienen de elecciones socio-cultural y en muy pocas ocasionas se retoma la inclinación natural, la visibilidad constituye naturalmente un factor decisivo y lo que dicen acerca de la identidad social de la mujer, aquello que le rodea en todo momento de su diario vivir tiene para ella enorme importancia en su identidad corporal, pero también incluye esa complejidad de intercambio de las significaciones sobre las que se basa la condición social del ser mujer.

Una complejidad de intercambio, que permite la disolución del sentido, el valor y las formidables variaciones culturales e inclusive, personales dándole una identidad personal e individual que forma el entramado del espacio social con sus incontables particularidades que la caracterizan y distinguen dentro de un entorno; socio demográfico, edad, sexo, religión, escolaridad, estado civil, filiación política entre otras.

Por lo anteriormente dicho, para Enfermería es preciso acreditar que su cuerpo y el cuerpo del otro a quien cuida es algo espontáneo, creador, integrante de elementos de sentir, pensar, actuar, se expresa por medio del amor, en términos de reacción, expectativa, aproximación, realidad, deseo, envidias, creencias y esperanzas; y estos son elementos que identifican el cuerpo de cada persona, Figueiredo (2009).

El análisis de la categoría (re) significando el cuerpo en su subcategoría de **Identidad corporal y subjetiva,** se refiere a la porción del universo que personalizamos, animamos e informamos, representando una realidad objetiva y subjetiva, como integrante de elementos de sentir, pensar, actuar y se expresa por medio del amor, en términos de reacción, expectativa, deseo, creencias y esperanzas en las que intervienen las características físicas, morales y los atributos asignados al sexo que provienen de elecciones socio-culturales, caracterizando las identidades múltiples (identidad individual, social, ideológica y sexual), sin embargo esta identidad corporal y subjetiva remite a incluir esa complejidad de intercambio de las significaciones sobre las cuales se basa la condición social de ser mujer, que permite la disolución del sentido, el valor y las formidables variaciones culturales. La identificación de necesidades de cuidado para el profesional de Enfermería, no estará completa sino hay consideración de la identidad corporal femenina, de sus experiencias, sus valores, sentimientos y emociones, es decir, aquello que la identifica y la coloca en un ambiente natural, lo que le brinda la pauta de cómo debe ser tratada y cuáles son sus necesidades al respecto.

Como menciona Boff (2002), el cuidar del cuerpo significa una búsqueda de la asimilación, de todo lo creativo que puede suceder en la vida y los compromisos de trabajo, reuniones, crisis importantes y existenciales, los éxitos, los fracasos, la salud y el sufrimiento. Este cuidado refuerza la identidad como seres relacionales, sólo así podemos transformarnos para ser personas fortalecidas, autónomas, racionales y libres. Como situaciones apremiantes para su cuidado es fortalecer: el autoconocimiento, autoestima, y el autocontrol, lo que favorece la seguridad y confianza del ser humano - cuerpo en su diario vivir. (Figura No. 2).

Al respecto Maffessoli (2009). Refiere que el sujeto tiene una identidad, que puede ser individual, nacional y sexual. Señala que hay que volver al mecanismo de participación mágica con los otros, a la constitución de pequeñas entidades afectivas con el mundo, con la naturaleza y en cada uno de esos casos, ya no se trata de encerrarse en la fortaleza de su mente de su identidad (sexual, ideológica, profesional) intangible si no, todo lo contario, de la perdida de sí mismo, del gasto y otros mecanismos de perdida que ponen en relieve la apertura, el dinamismo, la alteridad y la sed del infinito.

En este mismo sentido, Maturana, Varela (2004) y Capra (2008), afirman que el proceso de constitución de la de identidad, es circular una red de producciones que hace posible la existencia misma de la red. Esta circularidad fundamental es por lo tanto una autoproducción única de la unidad viviente. Por lo que la constitución identitaria de un individuo procede, empírica y lógicamente el proceso evolutivo en donde la evolución es necesariamente un proceso de adaptación.

Por otra parte, como se observa en el trascurso de los discursos expuestos, al significar el cuerpo, no se puede considerar a la mujer como un ser humano reducido sólo a las células, los tejidos, etcétera, si no en la percepción de su totalidad y de la complejidad, al permitir el mantenimiento de la dualidad en el seno de la unidad, (Morín), dando paso al análisis del segundo significado del cuerpo **Unidualidad corporal y espiritual.**

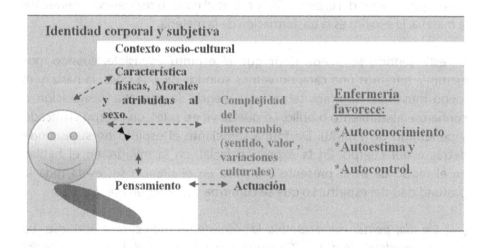

Figura No.2: Subcategoría: Identidad corporal y subjetiva.

4.1.2 Unidualidad corporal y espiritual.

El cuerpo es una dimensión de la subjetividad del alma humana; nunca encontramos un cuerpo que no sea vivo y abierto a todo tipo de relación hacia adentro y hacia afuera de él, de la misma forma, nunca encontramos un espíritu puro, si no siempre y en todo lugar un espíritu encarnado[26]. Por lo que pertenece al espíritu su cuerpo y con ésta su permanente relación con todas las cosas. Boff (2012). De ahí que, la segunda subcategoría, en

---

[26] Tomar forma corporal un ser espiritual, una idea o algo inmaterial.

la (re) significación de la corporeidad surgida a través de los discursos permita dejar a la luz esa **Unidualidad corporal y espiritual.**

Afirma Boff (2012), en su totalidad el ser humano es corporal del mismo modo en su totalidad es espiritual. Somos un cuerpo espiritualizado como somos también un espíritu corporeizado. Esta unidad compleja del ser humano no puede ser nunca olvidada cuando nos referimos a él. En este sentido se puede decir que en su totalidad la mujer mastectomizada es corporal y del mismo modo en su totalidad es espiritual. De esta forma, los actos espirituales más sublimes, vienen marcados por lo corporal, igual que los más familiares actos corporales, como comer, lavarse, conducir, conversar, vienen penetrados del espíritu. El cuerpo es el espíritu realizándose dentro de la materia. El espíritu es la trasformación de la materia.

En este sentido se puede decir que el espíritu es visible, cuando, por ejemplo, miramos una cara, no vemos solo los ojos, la boca, la nariz, y el juego muscular. Notamos también la alegría, la angustia, resignación o confianza, abatimiento o brillo. Lo que se ve es, pues, un cuerpo vivificado y penetrado de espíritu. De forma semejante el espíritu no se esconde detrás e del cuerpo. En la expresión facial, en la mirada, en el hablar, en el modo de estar presente e incluso en el silencio se revela toda la profundidad del espíritu. Lo que se confirma con el siguiente discurso:

[…] *Un día, pensé; como cambia la vida, de un momento a otro, ayer yo estaba completa (llanto)… (Continua con voz quebrada)…era una mujer sana, y, ¿hoy como estoy?.. Hoy, ya no soy la misma… (Voz firme) pero fue la única vez que lo pensé, ya luego, me levanté con valor interno, dije, yo no soy un seno soy una mujer íntegra, completa en cuerpo y alma* […] ***Marcela***

En el discurso, se expresa que al haber pasado por una experiencia del tratamiento supuestamente benéfico, pero visiblemente mutilante, se llega a pensar en algún momento que ya no se tiene un cuerpo completo, íntegro, que amenaza su buen estado físico (corporal) y plenitud, percibiendo al cuerpo sólo como un atributo físico-anatómico, pero al percibirlo como algo complejo y total se llega a considerar nuevamente como íntegro y funcional, aun cuando una parte de su cuerpo no esté presente se le da un valor determinado a esa parte y se considera nuevamente como completo.

Desde la perspectiva del pensamiento complejo, las mujeres mastectomizadas pueden ser analizadas como unidades totalitarias. Al respecto, Morín (2009) considera el cuerpo humano como un organismo complejo que debe estudiarse bajo esa complejidad, porque como un ser complejo, es uno y al mismo tiempo diferente, es bio, y al mismo tiempo cultural.

Recordando que la naturaleza y el universo, constituyen una trama de relaciones en constante interacción, como se ve en la ciencia contemporánea. Los seres que interactúan dejan de ser meros objetos, se hacen sujetos siempre relacionados e interconectados, formando un complejo sistema de inter-retro-relaciones. El universo es pues, el conjunto de las relaciones de los sujetos; en donde las dualidades son dimensiones de la misma y única realidad compleja. Formando una dualidad, pero no un dualismo, Boff (1999).

El dualismo ve los pares como realidades yuxtapuestas, sin relación entre sí, separa aquello que, en lo concreto, viene siempre junto. (Izquierdo *o* derecho, interior *o* exterior, masculino *o* femenino). Las dualidades por el contrario, colocan "*y*" donde el dualismo coloca "*o*" considera los pares como los dos lados del mismo cuerpo, como dimensiones de una misma complejidad. (Realidad *y* sueño, necesidad *y* deseo, poder *y* carisma, cuerpo *y* alma [espíritu]). Se muestra en los discursos el por qué es necesario que al pensar en valorar a la mujer mastectomizada como un ser humano complejo, la identifiquemos como totalmente biológico (corporal) y como totalmente cultural (espiritual), ahí está su Unidualidad, reflejada en los discursos siguientes:

[…] *Cuando me invitan alguna fiesta;…no me importa que me vean, o que se vayan a dar cuenta, y comenten ¡ah¡ mira esa no tiene su seno¡… No….lo más importante es lo que yo siento por dentro* […] **Maité.**

[…] *He escuchado en otras personas que sus maridos las dejan, o este mmm… que las ven como bichos raros por la falta de su seno…pero yo me siento bien, yo me quiero, me acepto, me valoro muchísimo*[…] **Marcela.**

[…] *Su forma cambió porque la verdad no alcanzaba a ver todo lo que es para mi vida y la de mis hijos… Es la luz de mi casa, el motor de la vida de mis hijos y la mía* […] ***Macario.***

Los discursos muestran la importancia de valorar a la mujer en su unidad humana se identifica como corporal y espiritual, es decir se distinguen dos tipos de exigencias con respecto al cuerpo: que el cuerpo interior, funcione bien (esté sano y en forma) y que la apariencia como cuerpo exterior sea cuidada. De ahí que, retomemos la complejidad como una de las características más visible de la realidad que nos rodea, entretanto los supuestos del pensamiento complejo de Morin, (1995) ayudan a comprender esta relación por medio del Principio dialógico; que dice que los opuestos antagónicos se suprimen mutuamente pero, en ciertos casos, colaboran, complementan y producen organización y complejidad, permitiendo el mantenimiento de la dualidad en el seno de la unidad.

En este sentido al conceptualizar estos dos opuestos antagónicos que se complementan para el mantenimiento de la dualidad en el seno de la unidad (Unidualidad corporal – espiritual), tenemos que: Heymesfield y col. (2005) clasifican y definen lo corporal – referente al cuerpo humano. Como la estructura físico-mental del ser humano, compuesto por cabeza, tronco y extremidades, clasificados según sus componentes en: Nivel atómico, Nivel Molecular, Nivel celular, por último cuerpo integro (la masa, volumen y densidad corporal) y El espíritu para Boff (1999), es la porción que representa la conciencia por la cual la persona se siente ligada a todo y religada a la fuente que origina todo. El espíritu continuamente proyecta visiones de totalidad y de unidad.

En consecuencia la significación del cuerpo para la mujer mastectomizada, se organiza en torno a una forma: el sentimiento de la unidad de las distintas partes del cuerpo, de su introducción como un conjunto, de sus límites precisos en el espacio, y de un contenido. A decir de Le Breton, (2002), la significación de su cuerpo como un universo coherente y familiar en donde se inscriben sensaciones previsibles y reconocibles.

El aspecto físico, (como corporal), dispone de un estrecho margen de maniobras: talla, peso, cualidades estéticas, de movilidad y funcionalidad etc; es decir, de signos diseminados de la apariencia que fácilmente pueden convertirse en índices dispuestos para orientar la mirada del otro o para ser clasificados, sin que uno lo quiera, bajo determinada etiqueta moral o social, como comenta Le Breton (2002), se confirma con los discursos siguientes:

[…] *Es también el ánimo que pongo, yo lloraba cuando no podía hacer mis ejercicios y decía, tengo que poder, ¡tengo que hacerlos¡ y ¡los hacía*[…] **Margarita**

[…] *Yo me la figuraba más fea… porque para una ocasión yo había visto a una señora, tenía también su brazo bien hinchado, pero ella tenía duro; Me da miedo, primero que se me hinche mi mano, por los movimientos que no debo hacer, como cuando desarrugo ropa y, de ahí otra consecuencia* […] **Maritza**

[…] *En el sentido de que no puedo cargar no puedo hacer esto, o lo otro, no ha sido fácil para mí, y mis hijos pues han visto que su mamá siempre soluciona todo, puedo ser dos seres al mismo tiempo, puedo estar haciendo hotcakes, cambiando pañal y lavando trastes; puedo todo; me he partido en mil y no me doy por vencida, ellos ven que todo puedo y que salgo adelante* […] **Marcela.**

Los discursos anteriores, muestran como el cuerpo de la mujer mastectomizada es pesado y visiblemente enfermo y está presente, en el sentido en el que para él y para los otros, no es posible negar ese cuerpo-, es difícil simbolizarlo y cuidarlo en la marcha habitual de los rituales, se resiste a la simbolización, no se sabe qué hacer en la interacción social frente a eso, pues atenta a su integridad corporal, su funcionalidad y su propia identidad, reduciéndolo en algunas ocasiones al estado de su cuerpo; emergiendo la necesidad de sentirse con una imagen bella, bonita y aceptable, pero también funcional y útil para las actividades de la vida diaria.

En este sentido, para el profesional es y ha sido importante la atención en este aspecto corporal, pues resulta importante la atención y cuidado en el aspecto físico (corporal) previniendo complicaciones como la falta de movilidad o afectación mayor en la misma y el apoyo a la integración nuevamente a las actividades profesionales, sociales e integrante de una familia, de una comunidad, tratando así la rehabilitación física, con cuidados específicos para la prevención de complicaciones importantes para la funcionalidad del cuerpo pero no menos importante la rehabilitación emocional y social posterior a la mastectomía, situaciones que para enfermería es una área de oportunidad en la función docente y asistencial con cuidados independientes en consultorios propios de enfermería enriqueciendo la investigación y gestión del cuidado individualizado considerando las subjetividades de las personas paradigmas tan necesarios pues una demanda sentida es la dimensión espiritual a través de las expresiones:

[…] *Gracias a Dios y a las palabras de la enfermera me hacían sentir muy bien, agradezco a Dios por enviarme ángeles para ayudarme* […] **Mabel**

[…] *Salí adelante gracias a Dios y al apoyo de mi familia; porque ellos me apoyaron (se quiebra voz)…y gracias a Dios estoy bien (llanto)* […] **Margarita.**

[…] *Ahora soy otra persona, valoro cada día que Dios me permite vivir* […] **Maité.**

[…] *Un seno no es lo más importante para mí, es más importante el ser humano que soy y cómo veo el mundo, mi fortaleza ha sido Dios, me he refugiado mucho en él, (llanto)…* […] **Marcela.**

Estos comentarios permiten observar cómo la espiritualidad puede formar una fortaleza espiritual con base a la energía y la información que posee la mujer, en este sentido, Enfermería y el equipo multidisciplinario de salud, puede notar que el espíritu es visible, cuando por ejemplo vemos una cara, no sólo vemos los ojos, la boca, la nariz el juego muscular. Notamos también la alegría, la angustia, resignación, confianza, el brillo o abatimiento y demanda su atención a estos temas como parte íntegra de su cuerpo.

Boff (2012), al retomar a Zohar, precisa que los Neurobiólogos y estudiosos del cerebro han identificado su base biológica de la espiritualidad en el lóbulo frontal del cerebro, al verificar empíricamente que siempre que se captan los contextos más globales o se da una experiencia significativa de totalidad o también cuando se abordan realidades últimas cargadas de sentido producen experiencias de veneración, de vocación y respeto, se verifica un incremento de la frecuencia de vibraciones de la neuronas. Llamando a esta zona del cerebro como "punto de Dios".

En su totalidad, la mujer mastectomizada es corporal del mismo modo que en su totalidad es espiritual. Destaca "Boff (2012): "Somos un cuerpo espiritualizado como somos también espíritu corporizado" tratándose de una especie de órgano interior por el cual se capta la presencia de lo infalible dentro de la realidad, que se revela por valores intangibles como: más compasión, más solidaridad, más sentido del respeto y de dignidad.

Como se puede ver a través de los discursos para la mujer cualquier situación que amenace la integridad corporal, producirá una serie de reacciones psíquicas de diferente intensidad, dependiendo de los recursos con que cuente, sin dejar de expresar cómo es que la pérdida de esa parte de su cuerpo, que ha tenido una significación estructural y fisiológica en la simetría e integridad corporal, afecta su estabilidad porque representa uno de los elementos importantes de la belleza y símbolo de la feminidad y al presentar su cuerpo ante el otro se despierta esa sensibilidad propia, al ser observado, pero en muchas ocasiones también se sienten fortalecidas al distinguir la integridad interior volviendo a esa Unidualidad corporal y espiritual. Con una necesidad de rehabilitación física, emocional y espiritual.

[…] *Me siento bien… hasta incluso, la mayoría de la gente me dice ¡te ves hermosa¡ Te ves bonita (risa discreta)… es que yo así me siento por dentro*[…] **Maite.**

[…] *En mi casa yo me ando así sin nada de prótesis así me siento bien y no me importa que la gente me vea así sin mi pecho y si alguien me ve y dice ¡ah¡ ¡mira es porque no tiene seno¡… pues yo pienso no es porque yo quise, así lo quiso dios y él me fortalece* […] **Magaly.**

[…] *Siento que esto no es nada… el pelo me va a crecer, el pecho me voy hacer un reconstrucción, lo más importante es lo que yo siento por dentro…Ahora valoro cada cosa… cada persona… me siento positiva y hermosa* […] **Maité.**

En las expresiones expuestas, la mujeres manifiestan cual importante resulta, cómo mira una sociedad los cuerpos ideales, cómo se privilegian ciertos elementos del cuerpo sobre otros de acuerdo a cada género y en particular los significados en torno a los cuerpos femeninos íntegros, completos, normales y funcionales que son revelados cuando se mira o se piensa en un cuerpo mutilado, condicionalmente el seno perdido representa esos elementos importantes de belleza y feminidad tan marcados en la sociedad, por lo que en la vida individual, son difíciles de separar y en algunas ocasiones repercute en una deficiencia apreciable de ese cuerpo que por años había considerado íntegro: pero cabe resaltar que, en otras ocasiones, se ve fortalecido con otros aspectos de su misma corporeidad, en la que intervienen diferentes significados del pasado y constituyen un valor significativo para la conformación de un nuevo significado de Unidualidad corporal y espiritual.

Al respecto, Le Breton. (2002), señala que en la persona que envejece, el discapacitado, el inmigrante u otros, existe un último componente esencial; el valor, es decir, la interiorización que el sujeto hace del juicio social respecto a los atributos físicos que lo caracterizan (lindo/feo, joven/viejo, alto/bajo, flaco/gordo, etc) de acuerdo con su historia personal y con la clase social en la que estructura su relación con el mundo, la persona se apropia de un juicio que marca con autoimagen que se hace de su cuerpo y su autoestima.

Rescatando que al mismo tiempo, cada ser humano es totalmente hombre/mujer – alma, en la medida en que posee una interioridad que capta la resonancia de las cosas dentro de sí, que experimenta y no sólo sabe, y que se siente conectado con el cosmos como un todo dinámico, que se mueve en lo ilimitado del deseo, del sentimiento, del amor y del pensamiento. Que rebaza todos los límites del espacio y del tiempo (por el espíritu habitamos las estrellas y tenemos el universo dentro de nosotros), que puede tener una relación íntima con la realidad suprema, Dios. Boff (1999).

En este orden de ideas, se debe recordar que la expresión de los sentimientos, es en donde se manifiesta el valor de la belleza como parte de la estética de la mujer con mastectomía conformando su corporeidad, sin perder de vista que el ser humano no se resuelve en la pura exterioridad de su ser, en el lenguaje, en el vestido, en la gestualidad, sino que tiene una esfera interior, es decir, el cuerpo es visto como una realidad cambiable de una sociedad a otra, son las imágenes que lo definen, que le dan sentido a su espesor invisible, son también los sistemas de conocimiento que intentan dilucidar su naturaleza, los ritos y los signos que lo ponen en escena socialmente, como lo comenta Le Breton (2002).

Sin embargo, advierte el autor, que en la cultura de la imagen, ya no es importante ser fuerte para realizar determinado trabajo, sino que ahora "haber recibido la gracia de los dioses" significa tener una imagen agradable acorde con los paradigmas del lugar, y que nos garantice el éxito social y económico y si no has recibido esa gracia, pues te la fabricas. En el caso de la mujer mastectomizada, la opción de la fabricación de esa imagen es contemplada, ya que, significa recuperar esa integridad corporal física, la belleza y la simetría. Como lo pudimos ver en los discursos siguientes:

[…] *Si me gustaría que me hicieran la reconstrucción y ya que se dé la oportunidad que fueran de una vez las dos para que me pongan otro poquito, ¡pues de una vez¡ …porque yo un día pensé eso es lo de menos, que me quiten mi seno no importa, pero después me las pondré como Sabrina*[27][…] **Marcela.**

[…] *Sí me gustarías hacerme la reconstrucción para lucir con mis dos Senos* […] **Mabel.**

[…] *Sí me gustaría que me hicieran la reconstrucción, ya no tan grandes, me gustaría que fueran más chicos de como los tenía… me gusta que quede delgada y posiblemente, si me hacen la reconstrucción, quede más bonita que antes, aparte que soy más feliz porque me gusta todo lo que mi vida cambió* […] **Madison.**

Con los discursos antes presentados se permite distinguir, que al parecer, no es suficiente con ver el cuerpo como una obra total, sino que se interviene activamente para cambiar su forma, alertar sobre su peso y su silueta. El cuerpo se ha convertido en parte de un proyecto en el que hemos de trabajar, proyecto que va vinculado a la identidad del yo de una persona así como a su integridad corporal.

El cuidado del cuerpo no hace referencia sólo a la salud, sino también a sentirse bien físicamente; la felicidad y realización personal, cada vez más, están sujetas al grado en que nuestros cuerpos se ajustan a las normas contemporáneas de salud y belleza.

Es necesario que se tenga en cuenta que la propaganda comercial explora los dualismos que la cultural insiste en mantener, presentando

---

[27] Sabrina, es el nombre artístico de Lorena Fabiana Colotta, cantante, actriz, modelo y presentadora argentina con numerosos trabajos en México en donde inmortalizo sus senos dejándolos plasmados en la plaza de las estrella. Es considerara la celebridad con los pechos más grandes del mundo debido a múltiples operaciones.

el cuerpo no como la totalidad de lo humano, si no parcializado, sus músculos, sus manos, sus pies, en fin, sus distintas partes; y las principales víctimas de esta fragmentación son las mujeres, pues con la visión actual se refugió en el mundo mediático del marketing usando partes de la mujer, sus pechos, su sexo y otras partes para seguir haciendo de la mujer un [Objeto] visto así por muchos años en el paradigma biomédico.

Sin embargo Boff (2012), afirma que cuando hablamos de cuerpo no debemos pensar en el sentido usual de la palabra que contrapone cuerpo a alma, materia a espíritu ya que, como lo refieren los discursos antes mencionado, la mujer mastectomizada por cáncer de mama, no sólo sufre una ruptura de su cuerpo-objeto, sino en su integridad, cuerpo-alma-espíritu, que supone encontrar límites a su existencia corporal, permitiéndole exteriorizar sus mensajes fisiopatológicos y emocionales, que significan por un lado una lucha con la enfermedad y por otro una búsqueda de comprensión, atención y cuidado en la totalidad de su persona, esta unidualidad, entendida en la corporeidad y que en ocasiones esto le produce tranquilidad, Como podemos comprobar en los relatos siguientes:

[…] *No me gustaría hacerme la reconstrucción, así me siento bien y me acepta mi pareja… pienso que, un seno no es todo en la vida* […] **Margarita.**

El esposo comenta:

[…] *La verdad, no me gustaría que se hiciera la reconstrucción porque tengo miedo que algo le pase… yo soy feliz así, no me importa, así la quiero, ¡un seno no es importante¡ para mí… para mi es importante el ser humano que ella es* […] **Macario.**

[…] *Creo que Dios nos mantiene firmes y mi amor por ella, es por ella y no por su cuerpo…y yo creo que no tiene ninguna diferencia física, la veo fenomenal e irresistible, su calidad humana es algo que me llena de satisfacción es lo más hermoso que ella tiene* […] **Manuel.**

Se puede observar, que la mujer posee un número limitado de mecanismos para enfrentar y superar experiencias conflictivas o de gran dolor, como se deja ver en el discurso, tratando de buscar la explicación médica aunque no siempre se logra del todo. En consecuencia se busca ocultar, negar o transformar un sentimiento; sin duda esas reacciones son influenciadas por factores externos e internos como: la edad, el estadio de le enfermedad, experiencias anteriores, sistemas de apoyo como la familia, el esposo o algún otro, así como la gravedad de la situación. Así lo podemos ver con el comentario de Macario para su esposa.

Al identificar la significación que del cuerpo construye la mujer mastectomizada, como Unidualidad corporal y espiritual, no se puede dejar de reflexionar sobre cómo la población en general, los trabajadores de la salud, médicos y enfermeras, han asumido el paradigma científico de la modernidad, el cual establece una separación clara entre el ser humano y su naturaleza, lo cual, si bien es cierto, permitió sin lugar a dudas que en el área de la salud, se crearan las muchas especialidades que tantos beneficios han traído al diagnóstico de las enfermedades y sus formas de curación, sin embargo, se perdió la visión de la totalidad, del ser humano insertado en un todo mayor, mirando la enfermedad como una fractura de esa totalidad y la curación como la reintegración en ella.

Sin embargo, existe como ya lo vimos, la dimensión interna, dimensión espiritual en todo ser humano que es la respuesta del cultivo de esa totalidad, alimenta el sentimiento de pertenencia y vela por el eje estructurador de la vida. Cabe anotar que la espiritualidad conceptualizada como el cultivo de aquello que es propio del espíritu, la capacidad de proyectar visiones unificadoras de relacionar todo con todo, de ligar y re-ligar todas las cosas entre sí y con la fuerte originaria de todo ser.

Confirmando que, espiritualidad es toda actitud y actividad que favorece la expansión de la vida, la relación consiente, la comunión abierta, la subjetividad profunda y la transcendencia como modo de ser, siempre dispuesto a nuevas experiencias y a nuevos conocimientos; no es pensar sobre Dios si no sentir a Dios mediante el órgano interior y hacer la experiencia de su presencia y de su actuación a partir del corazón. Dios es percibido como entusiasmo [en griego significa tener un Dios dentro], que nos toma, nos sana y nos da voluntad de vivir y de crear continuamente sentido de existencia.

De igual forma, Husserl (1977), expresa que el cuerpo es una realidad bilateral como referencia de toda experiencia y, a su vez, como objeto en sí mismo, es decir como cosa o naturaleza física. Es el medio en el cual ocurren los fenómenos cinestésicos, a través de los cuales, se vive y se siente el cuerpo y se hace posible la referencia significativa de la conciencia como identidad.

Resulta importante para Enfermería tener presente que cuando nuestra sociedad, se preocupa por la cultura del cuerpo, como cuerpo saludable, bello y musculoso: esta sociedad se limita a destinar energía e incentivos para la apariencia y visibilidades del cuerpo y sus componentes estéticos, pero se olvida que existe mucho más de que preocuparse e invertir mayor tiempo, desvelo y compromiso profesional, es decir, en esta Unidualidad se busca el equilibrio entre la autoafirmación e integración en un todo mayor, la familia, la comunidad necesarios en cada momento comenta Boff (1999), y no sólo en la atención centrada en el cuerpo saludable, y profundizado más en la enfermedad, los anabólicos, las cirugías plásticas, las lipoaspiraciones, las prótesis de silicón, procuradas cada vez más por diferentes razones, sobre todo para conseguir o que se considere como cuerpo bello. En este sentido, sin duda el medio televisivo y los modismos son los responsables de esas valoraciones del cuerpo físico, de sus apariencias y visibilidades.

Con el análisis de la subcategoría de **Unidualidad corporal y espiritual;** Se comprende el cuerpo vivo en su totalidad y con su complejidad, incluyendo el aspecto físico – funcional (corporal); con su estructura física-mental como ser humano, compuesto por cabeza, tronco y extremidades y clasificado según sus componentes como nivel atómico, molecular, celular, anatómico y cuerpo íntegro, pero también incluyendo el aspecto espiritual, como la dimensión de la conciencia, el significado de la vida y la paz interior, por lo cual, la persona se siente ligada a todo, proyectando visiones de totalidad y de unidad. (Seres uniduales).

En consecuencia, en su vivir y convivir surgen preguntas, ideas y temores influenciados en muchas ocasiones por cargas sociales y culturales y a pesar de todo, la dimensión espiritual vista como fortaleza, refuerza la confianza en las energías regenerativa de la vida. Sobre todo si se reconoce que el ser humano no inventa ni crea su corporeidad, si no que se haya viviendo en un cuerpo que no ha elegido; aceptarlo, cuidarlo preservarlo de los riesgos (físicos, mentales y sociales) y, dignificarlo constituye una tarea necesaria para su equilibrio global, ya que se integra en un todo; y la integración de un todo no es un proceso lineal y sereno, es tenso y dinámico en el cual se requiere acompañamiento de Enfermería y equipo multidisciplinario en el cuidado del aspecto corporal reflejado en la asistencia y educación según la necesidad de salud y la enfermedad, con una buena rehabilitación física y la continua prevención de complicaciones como el linfedema, falta de movilidad, sin descuidar el estar atentos y escuchar los mensajes que vienen de todos los lados, cultivar la bondad, el querer el bien, la compasión, la solidaridad y el amor, buscando el equilibrio entre la autoafirmación e integración en un todo mayor, (Figura No.3).

Corporal		Espiritual
Referente al cuerpo como estructura física y funcional del ser humano. Clasificado en los niveles; atómico, molecular, celular, anatómico, e íntegro.	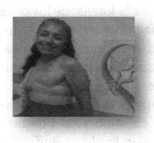	Dimensión de la conciencia por la cual la persona se siente ligada a todo y religada a la fuente que origina todo, ando un significado a la vida y proyectando visiones de totalidad, de unidad y de paz interna.

QUE HACE Y COMO HACER EN ENFERMERIA:

*Asistencia y educación según la necesidad. (rehabilitación física, social, emocional, prevención y detección oportuna de problemas de la mama y complicaciones, como el linfedema)

*Escuchar y Estar atentos a mensajes que viene de todos lados.

*Cultivar la bondad, el querer, la solidaridad, la compasión y el amor así como la paz interna y el significado de la vida.

Figura No. 3 Subcategoría: Unidualidad corporal y social.
Fuente: Elaboración propia, Gallegos Mónica. México 2014.

Al respecto, comenta Boff (1999), cada uno es totalmente hombre/ mujer-cuerpo, en la medida en la que se tiene una exterioridad, que vive dentro de un cierto sistema ecológico, en el mundo concreto de una raza, de un país de una parcela, con necesidad de: cuidado, comida, vestido y hacer el amor, entre muchas otras necesidades que surgen en un ser humano sometido a un proceso de desgaste de la fuerza vital, hasta su lento y completo agotamiento por el acercamiento a la muerte que para todo ser humano es segura, pues forma parte de un ciclo vital, Dando paso a la revisión de la última subcategoría en la (re) significación del cuerpo, para la mujer mastectomizada: **Oportunidad de vida – muerte.**

4.1.3 Oportunidad de vida- muerte.

En toda situación de abandono, de pérdida de la salud, está presente, una tentación y una oportunidad[28]; en la tentación la persona no enfrenta el desamparo, culpa a alguien, o se queda esperando la solución, venida de la política, del estado, de la lotería, de los otros y de Dios. Actitud que esconde su omisión, su falta de iniciativa y la fuga a la responsabilidad. Pero existe la oportunidad de que la persona acepte el desafío del desamparo, de la amenaza en su salud. Por lo que, en la (re) significación del cuerpo de la mujer mastectomizada se hace referencia a esa oportunidad de vida – muerte. Ya que, hablar de salud y de vida sin hablar de muerte, no es hablar de salud y de vida humana, porque la muerte forma parte de la vida, como lo afirma Boff (2012). Así la interpretan las mujeres mastectomizadas en sus historias de vida:

[…] *De primero sí fue muy difícil, porque dije ¡sin un pecho¡ pero ahora me veo al espejo, y digo ¡Dios mío, me estás dando otra oportunidad¡ no hay necesidad… de tener mi seno que me falta… ¡Me estás dando otra oportunidad de vivir¡*[…] ***Maité***

---

[28] Definiendo la Tentación; como el deseo de realizar una acción inmediatamente agradable pero probablemente dañina a largo plazo, por multitud de razones: legal, social, psicológica (incluyéndose la culpa), etc [Bonhoeffer, Dietrich. *Tentación*, Ed. La Aurora, Buenos Aires, 1977, p. 31]. Y la posibilidad como la circunstancia u ocasión de que una cosa ocurra suceda [http://es.thefreedictionary.com/posibilidad]

[…] *mi mastectomía; no es ningún impedimento, no necesito mi seno, me siento muy bien y me acepto como estoy y no me da miedo morirme, un día me tengo que morir* […] **Marcela**

[…] *ya lo acepte, pienso que fue por mi bien que me quitaran mi seno, por eso ya no se me hace feo, ya me acostumbre… hoy me siento mejor aunque sin seno cambió mi ánimo, cambió mi vida* […] **Margarita**

Se puede distinguir en los discursos cómo se busca esa adaptabilidad a la situación, ya sea, por justificación médica o por alguna otra razón, apelando nuevamente a su Unidualidad corporal y espiritual, pero se enfrenta ahora a una situación nada deseada, buscando integrarse a la sociedad, aludiendo y defendiendo esa oportunidad de vida y una nueva actitud hacia la muerte.

En la sociología del cuerpo descrita por Le Breton (2002), se muestra la importancia de la relación con el otro en el moldeado del cuerpo comprueba la influencia de pertenencias culturales y sociales; pero reconoce también la adaptabilidad que a veces, permite que la persona se integre a otra sociedad y dé forma a su manera de ser, con el correr del tiempo. Afirmando así que; Si la corporeidad es una materia simbólica, no es una fatalidad que la mujer debe asumir, cuyas manifestaciones se despliegan sin que ella pueda hacer algo.

Al respecto, se puede decir que la oportunidad de que la mujer mastectomizada acepte el desafío del desamparo y de crecer con él; se comienza por desdramatizarlo, pues pertenece a la limitación de la vida humana, como se deja ver en los discursos anteriores, sin embargo al no ser omnipotentes, ni nos damos la vida o la existencia nosotros mismos, vivimos una pobreza esencial y requerimos de amor y cuidado; así lo podemos confirmar nuevamente en los discursos siguientes:

[…] *En lo referente a una pareja, es cuando digo, que sí me hace falta mi seno y he tratado de estar positiva, pero no siempre se puede y es que a mí, como estoy sola si me gustaría tener un compañero con quien platicar, no nada más el sexo, pero ellos si piensan que sí y lo toman así… yo necesito una abrazo, te acompaño, te apoyo, no sólo el sexo* […]**Mady.**

[...] *yo pienso ¡el día que yo conozca a alguien¡, que sea de buenos sentimientos¡ me va a aceptar aunque no tenga, mi pecho... o no sé, igual y me quedo sola... y eso es para mí es más difícil; mi gran temor es quedar sola y sí necesito que alguien me acompañe[...]* **Maité.**

[...] *Doy gracias a Dios por tener a mis hijas a mi lado y sentir su apoyo y el de todas las personas que de una y otra forma me han ayudado a seguir adelante* [...] **Macrina**

En los discursos presentados, las mujeres mastectomizadas nos comparten con su expresión cómo en esta nueva oportunidad de vida resulta necesaria la compañía, el acompañamiento en el diario vivir, confirmando que toda persona humana se enfrenta con el desamparo existencial y con el sentimiento de pérdida en algún momento y, siente la necesidad de una mano que la levante, le preste un hombro en el cual pueda apoyarse con confianza, como lo refieren algunas personas:

[...] *Salí adelante gracias a Dios y el apoyo de mi familia; porque ellos me apoyaron (se quiebra voz)... y gracias a Dios estoy bien (llanto)* [...] **Margarita**

[...] *Mis amigas... me dicen, realmente te admiro, eres mi ídolo, me dejas sin palabra; eres una mujer muy fuerte; tú puedes, te ves muy bien (llanto) todas esas palabras yo las cambiaría por una de mi esposo... ¡todas¡* [...] **Marcela**

Las mujeres mastectomizadas, en sus experiencia de vida agradecen esa mano que les dio ánimo para levantarse y seguir adelante, Sin embargo, también existe la posibilidad de que muchos simplemente miran, encogen los hombros y siguen su camino, tal vez están preocupados por miles de tareas y aluden con sus actos que es más importante cumplirlas que cuidar de un desamparado. Así mismo se deja ver la dimensión espiritual, que en todo ser humano está presente, en esta ocasión buscando esa respuesta al cultivo de la totalidad, sentimiento de pertenencia que vela por el eje estructurador de la vida, es decir, buscando ser vistas de manera total como cuerpo vivo, completo por tener una exterioridad y una interioridad que le fortalece y la identifica en esta oportunidad de vida-muerte, pero aun con el temor de que los demás puedan faltarle al respeto, por algo que ella exhibe, significa que se sentirá siempre insegura en su contacto con otra gente y esta inseguridad proviene no de fuentes misteriosas y en cierta medida desconocida, como suceda con la mayor parte de nuestra ansiedad, si no de la posible invasión de la enfermedad siempre presente. Y así lo refieren:

[…] *¡Ahorita estoy bien¡... pero este... no se deja de pensar que en cualquier momento vuelva a retoñar. Y de ahí pues... ya la muerte; pero me siento... por una parte este, contenta, porque ¡ya no paso a mas¡... ¡bueno por lo pronto verdad¡... yo sólo digo ¡ayúdame¡ y espero que mi Dios me ayude cuando menos, pues ¡así como vamos¡... a que no cundiera*[29]*; y a la vez si retoña pues ya que, ya la enfermedad ya está en mí* […] **Maritza**

En el discurso expuesto, se permite ver que al hablar de cuerpo vivo, completo, total, tendríamos que tener presente que la vida es mortal y por eso vulnerable, sin embargo, la comprensión de la muerte no se restringe a su aspecto biológico si no que incluye también la dimensión existencial subjetiva, es decir, no basta vivir porque no se muere. Retomar la actitud de aceptar la muerte dentro del desarrollo de la vida, implica no sorprenderse con la enfermedad, con el dolor, ni con las limitaciones de todo tipo ya que ellas son parte de la condición humana, como lo refiere Maritza. Adicionalmente es propio de la vida, irradiar lo que se traduce en alegría de vivir, como podemos ver en los siguientes discursos.

[…] *Ella es la misma es un corazón contento y con mucha alegría por otra oportunidad* […] **Macario**

[…] *Su cuerpo lo veo como una nueva vida y oportunidad que nos da Dios* […] **Marco**

[…] *Yo me veo hoy así, sin un seno pero con las mismas ganas de vivir, porque no tener un seno ha sido angustioso, pero antes y después soy inmensamente feliz porque estoy luchando y tengo ganas de llegar a la meta, al final del camino igual de feliz* […] **Macrina.**

---

[29]   Del verbo cundir: Delgót. *kundjan*, propagarse; Dicho de un líquido; Extenderse hacia todas partes.Dicho de una cosa: Propagarse o multiplicarse. Real academia española.

[…] *No me importa haber quedado sin seno mientras esté bien… voy a seguir luchando y si vuelvo a recaer me voy a volver a levantar por mis Hijos* […] **Margarita**

Como se puede ver en los discursos, lo que la mujer mastectomizada irradia en su diario vivir, son las ganas de vivir con alegría, incluyendo esa dimensión subjetiva y no es suficiente seguir viviendo sólo porque aún no se mueren, con la misma actitud reciben la nueva oportunidad pero, hay quien agrega el sentimiento de la lucha al plasmar la vida y el mundo conforme a sus sueños y metas pero se contempla a la muerte como parte de la vida al hablar de la meta final.

Se confirma también ese sentimiento de lucha ante la adversidad implicando la capacidad de renuncia y el sacrificio a favor de los otros y de los sueños que se quieren concretizar. En este sentido, en esta nueva oportunidad de vida comenta Boff (1999), están también los que se olvidan de sí, de sus quehaceres y se llenan de compasión. Se colocan en la condición del otro. Sienten su desamparo y se solidarizan con él. Y así lo confirma Macario.

[…] *Voy a seguir apoyándola a ella y a mis hijos, nunca me voy arrepentir de hacerlo; y ya para irme a trabajar fuera del país como antes lo hacía, la pienso porque ellos me necesitan* […] **Macario.**

Macario con su actitud se suma a la tarea humana de crear un centro, un eje y una síntesis que equilibren la turbada condición humana, generando un actitud de fondo orientada por el amor, por la comprensión, por el perdón, sabiendo que sus contrarios también nos acompañan, así lo refiere Boff retomado de Leloup et al (1997).

Torralba (1998) manifiesta: "La experiencia de la propia corporeidad es un fenómeno completamente individual. Uno puede aceptar su corporeidad o rebelarse frente a ella, recibirla de buen modo y sacarle el mayor provecho: todo esto depende, en el fondo de cada cual"

Thomas y Carvalho (1999) afirman que en la comprensión de la salud se revisa no sólo el hecho de la inevitable muerte, si no el sentido que le damos como parte de la vida. A lo que agrega Boff (2012), esta constatación realista nos permite cuestionar el alcance de la definición de la Organización Mundial de la Salud, en la que se sostiene que la salud es "un estado de bienestar total". Esto supondría la ausencia de las limitaciones que la mortalidad de la vida trae siempre. La salud no goza de condición para ser "total", pues esto anularía nuestra falta de plenitud y de nuestra vulnerabilidad intrínseca que va desde un pequeño resfriado hasta la aparición de un cuadro cancerígeno, como lo es el cáncer de mama. Por lo que en las historias de vida de las mujeres de cáncer de mama, optan por significar a la corporeidad como la oportunidad de vida –muerte. Apelando a ese estado frágil que debe ser mantenido y construido.

Podemos concluir que el significado que sobre el cuerpo construye la mujer mastectomizada, por presentar un cáncer de mama, se le presenta finalmente como esa nueva **oportunidad de vida - muerte,** en la que se designa en primer lugar, una realidad objetiva y biológica dotada de órganos, funciones, fronteras y superficies que se tienen presentes en la relación personal, subjetiva e íntima de cómo su cuerpo se desenvuelve por medio de un conjunto de representaciones que lo modifican y a su vez lo sobrecargan de valores negativos o positivos, representando la oportunidad de la aceptación y actitud ante la vida: una vida vulnerable que incluye la muerte como parte de la condición humana y que es demandante de cuidado pues el cuidado se ha visto como esencial para la comprensión del ser humano en el mundo con los otros y representa también la ética natural de las actividades de la Enfermería; el cuidado permite que las crisis se trasformen en oportunidades de crecimiento tanto para el que cuida, como para el que es cuidado.

Al respecto Morin (1999), afirma que se vive más intensamente cuando se está dotado de un aparato neurocerebral rico y activo, es decir dotado de sensibilidad, afectividad e inteligencia; Nacer, existir y morir adquieren su sentido pleno y fuerte en los altos desarrollos de la vida.

Mafesolli (2005), también manifiesta que la persona tiene de alguna manera, la capacidad de expresar las múltiples posibilidades que cada uno tiene a su disposición o que en conjunto social contiene por completo. Agrega el autor que el deseo de vivir sin preocuparse demasiado por el futuro, es ciertamente la modulación contemporánea de esa constante antropológica que es lo trágico. Eso que será hecho mañana poco importa, podemos gozar, aquí y ahora.

Frente a esto, los enfermeros (as), podemos y debemos, estar al lado de las personas, brindando información pertinente, oportuna y actualizada buscando su madurez e integración del mundo interior, es decir, a la integración de un arte de vivir. lo que apoya a que cada persona formule a su manera la respuesta a la tentación y a la oportunidad, y a partir de ella, defina su actitud fundamental, lo que a su vez, representa también para el profesional de Enfermería la oportunidad de reconocer y direccionar su saber, hacer y actuar frente a cuerpo que requiere de su cuidado. Por lo que se hace necesario revisar cual son las demandas para **Enfermería en el cuidado del cuerpo** como segunda categoría.

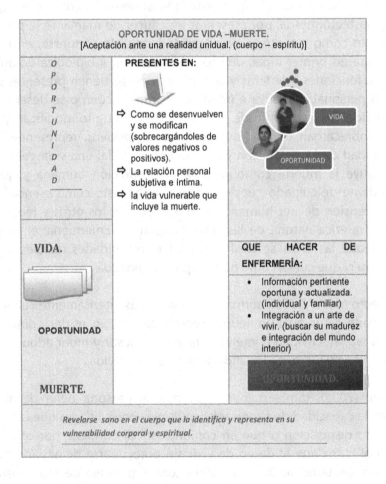

Figura No. 4 Cuerpo; Oportunidad de vida-muerte.
Fuente: Elaboración propia, Gallegos Mónica. México 2014.

Enfermería en el cuidado del cuerpo y la familia.

Para hablar de Enfermería, para el cuidado del cuerpo, se debe retomar inicialmente las bases teóricas propias de Enfermería. Al respecto, comenta Carvalho (1997). Nightingale es la principal teórica de esta profesión, con su singular y extremada sabiduría, indica los principios fundamentales de nuestro singular arte del cuidar como el punto esencial en el quehacer de enfermería. En este orden de ideas, lo que nos remite al saber y hacer de Enfermería en cuanto al cuidado del cuerpo o corporeidad, no es tan simple de explicar, sin embargo, propicia el conocer los signos y significados que sobre su cuerpo construyen y reconstruyen las mujeres mastectomizadas por cáncer de mama, apoyando el reconocimiento de las necesidades para su cuidado, misma que requiere bases sólidas para su atención.

Al respecto afirma Figueiredo (2009), que entender las bases teóricas de enfermería en el cuidado del cuerpo, representa el cuidado, visto como un acto liberador, esencia de la realidad de la enfermera, porque la propia acción humana que va más allá de la libertad, de dar cabida a las emociones. En esencia, quien ejerce la Enfermería presta cuidados de: preservación, conservación y de manutención de la vida, a través de una relación dialéctica, donde el cuidar de los otros también representa su propio y constante cambio. Por lo que, resulta importante entender el cuerpo con sus múltiples características y saber qué conductas de cuidar son certificadas para cada especialidad, pues éstas tienen que ser definidas y fundamentadas.

A través de las historias de vida de las mujeres mastectomizadas participantes, se confirma que en el caso de cuidar, debe ser fundamental el saber sobre el cuerpo, con sus características que lo singulariza, con una estética pero también con necesidades y deseos de ser tratados con identidad corporal y una Unidualidad corporal y espiritual, lo que le representa una oportunidad de vida-muerte, por lo que es visto por Figueiredo como un ser total, singular, complejo, estético, con necesidades y deseos.

En el mismo orden de ideas, Figueiredo (2009) sostiene que el cuerpo para el cuidado de Enfermería es integralmente biológico, emocional, personal, político, espiritual, social, cósmico, psicológico, o sea, un cuerpo histórico y por lo tanto, la aproximación del profesional va más allá de un examen físico y biológico. Se debe mantener la comodidad, el bienestar, la seguridad, (físico-espiritual) y el confort físico, emotivo, mental, espiritual, socio-económico, político y cultural. Declarando también, que para cuidar el cuerpo es necesario conocerlo en todas sus dimensiones, implica saber que el cuerpo no está aislado de las demás partes que funcionan al mismo tiempo.

Las enfermeras (os), se encuentran en una situación privilegiada para lograr articular el cuerpo social y físico, con el cuerpo sensible y diestro, que habita en un mundo social, por lo que, recobra la importancia de la interacción enfermera-persona, cómo medio para conocer como la persona percibe la enfermedad, el dolor, la discapacidad y la pérdida de un órgano, como experiencias relacionadas con la corporeidad y, un aspecto fundamental, es que en esta interacción el ser de la enfermera se convierte en un instrumento de cuidado, por lo que la enfermera (o), debe ser consciente de su propia corporeidad, de cómo percibe al mundo, y la experiencia de la práctica a través de su cuerpo, para comprender y otorgarle significado a los momentos de cuidado.

El cuidado acontece cuando se fomenta un nuevo equilibrio, por ello es que cuidar del cuerpo implica cuidar la vida que anima al cuerpo, cuidar de un conjunto de relaciones circundantes con la realidad, implica las actividades que tenemos en la cotidianidad, la manera cómo organizamos nuestra casa y nos encontramos en un determinado espacio ecológico, cuidar nuestras cosas, respetarlas, darles sosiego y reposo. En muchas ocasiones se indica que el cuidado surge en la conciencia colectiva siempre en momentos críticos, Boff (2002) en donde la familia y personas cercanas en la cotidianidad desempeñan un papel importante.

Por lo que, no se debe perder de vista que el cuidado humano es el pilar de la acción enfermera y, su tangibilidad se concreta en el beneficio y bienestar de quien recibe la atención de Enfermería, como lo señala Bustamante & Santos (2005). El cuidar es darse cuenta de la existencia del otro, es permitir la diversidad y comprender la singularidad, es facilitar la expresión y la auto-determinación, es garantizar la reciprocidad del encuentro humano.

Al respecto Colliere (1993) menciona: los cuidados son actividades y actitudes humanas que refuerzan la autonomía de los sujetos y permiten su desarrollo individual, pero también son actos sociales, de reciprocidad, que se extienden a quienes, temporal o definitivamente, requieren de ayuda para asumir sus necesidades vitales.

Se cuida, reconociendo y respetando al otro y a sí mismo, con compromiso y presencia auténtica, constituyendo el cuidado una vivencia única, tanto para quien lo recibe, como para quien lo brinda. Se cuida respondiendo en forma ética, con sensibilidad, creatividad y conocimiento. La acción del cuidar exige como condición: el conocimiento y la conciencia de la necesidad del cuidado, acción basada en el conocimiento y promoción de cambios positivos como resultado del cuidado. En este orden de ideas, y con base en los discursos surgidos, se presentan dos subcategorías empíricas surgidas a la luz de la presente categoría; la primera **Ética y estética en el cuidado del cuerpo: Sensibilidad y destreza** y la segunda **cuidado, cuerpo y familia.**

4.2.1. Ética y estética en el cuidado del cuerpo: Sensibilidad y destreza.

Retomado de Boff (1999), la Ética, (*Etnos* en griego), designa la morada humana. El ser humano separa una parte del mundo moldeándolo a su modo para construir un abrigo protector. Ético significa entonces, todo aquello que ayuda a mejorar el ambiente para lograr una morada saludable, materialmente sustentable, psicológicamente integrada y espiritualmente fecunda. En el plano de los cuidados de Enfermería, la ética es fundamental porque la administración de los cuidados implica, por lo general, el trato con un cuerpo ajeno y ello implica respeto, consideración, delicadeza y el conjunto de problemas éticos que se deben afrontar.

En el mismo orden de ideas, la palabra estética del Griego *aisthetike* sensación percepción y este de *aisthesis* de sensación "sensibilidad", adquiriere diferentes acepciones; en el lenguaje coloquial denota en general lo bello; en la Filosofía, tiene diversas definiciones; por un lado es la rama que tiene por objeto el estudio de la esencia y la percepción de la belleza, por otro lado, puede referirse al campo de la teoría del arte y finalmente puede significar el estudio de la percepción en general, sea sensorial o extendida de manera amplia. Tait (2000)

Integrando así la estética como sensibilidad en la ética del cuidado para dar origen a la subcategoría: Ética y estética del cuidado: sensibilidad y destreza. Ya que, como afirma Figueiredo (2009), el cuerpo es emisor de signos y debemos tener habilidades mentales y creatividad como instrumentos para mirar profundamente hacia adentro de nosotros y de los que cuidamos e intentar captar todo lo que está en el interior y en el exterior de quien mira y de quien es mirado, siendo la enfermera (0), quien puede articular el cuerpo físico y social con el cuerpo sensible y diestro que habita en el mundo. Y así lo reclama la mujer mastectomizada en su historia de vida y, la caracterización antropológica positiva que el cuerpo se tiene, de pronto, consecuencias de tipo ético y estético. En el plano de la estética, la mujer mastectomizada se preocupa por la formalidad de su cuerpo, por la simetría y el equilibrio del mismo y, por otro lado, en el plano de la ética, exige el respeto y la consideración hacia la persona exterior. Lo que podemos observar en los diferentes discursos que se presentan enseguida:

[…] *yo pienso que las enfermeras deben tratarnos bien, explicarnos lo que va a pasar con nuestro cuerpo, ¡cómo cuidarlo¡ eso ayuda; pero también que nos traten con mucho cariño, hasta me siento muy bien cuando es así; ¡porque hay muchas enfermeras que son feas¡ (enojonas y no se dan el tiempo de hablar, ni con mi familia ni conmigo, ni voltean a vernos)* […] **Margarita.**

En el discurso presentado, se puede distinguir como es que se espera que el profesional de Enfermería se mantenga con esa ética y estética que se demanda en la prestación de su cuidado y que sea apto para que con sus acciones y actitudes se preserven, mantengan o mejoren sus condiciones de vida, apelando a su función educativa, en esa necesidad de ser cuidado, a decir de esa ética profesional, buscando lo que para ellas es justo, buscando así que enfermería de un poco más de lo que según lo que parece establecido el profesional deba de dar, Pero también permite ver cómo la estética representa un lugar importante no sólo como belleza física, si no con la escucha y la sensibilidad, así mismo, se deja ver en el discurso anterior, que en la práctica de Enfermería es necesario incluir la amorosidad, la preocupación, la prevención y precaución para que ese cuerpo que las identifica y que además de cuerpo es espíritu lo que le representa una nueva oportunidad de vida.

Al respecto Boff (2009) propone estos aspectos como principios o sentidos que deben ser incluidos en la práctica de la enfermería: Cuidado como relación amorosa, no agresiva, no destructiva con la realidad, desvelo y atención. Cuidado como Preocupación por aquello o por quienes nos sentimos ligados y reafirmar la identidad y Unidualidad. (preocupación por el destino propio, [autoafirmación, autocontrol, creatividad para alejarse de los riesgos y peligros]. Preocupación por el destino del otro [voluntad, hospitalidad y convivencia] Preocupación por el futuro en el planeta, en el mundo que nos rodea) y el Cuidado como precaución y prevención, frente al futuro que puede traer sorpresas en esa nueva oportunidad de vida-muerte.

Al tomar decisiones éticas, las mujeres sienten la necesidad de poseer más informaciones concretas que nacen de las experiencias y sienten que necesitan conversar con las personas, mirando a los ojos. Tales posibilidades existenciales pesan aún más que los principios abstractos e imperativos. La razón no está ausente pero viene imbuida de cordialidad y afectividad.

Por lo que se requiere para establecer la ética y estética del cuidado de Enfermería y se debe establecer como dato de base, la predisposición natural de cuidar y el deseo de ser cuidado, éste como dato ontológico previo que impregna toda la existencia humana. Es el carácter de universalidad de esta ética, es el "bien" buscado a lo que agregaríamos que deberá ser con sensibilidad con "estética".

Con esta base de cuidar y ser cuidado para llegar al bien "buscado", en la ética para el cuidado del cuerpo, conviene agregar que la vida Ética y feliz consiste en la práctica de la justicia a nivel personal (como virtud) y a nivel social (como principio ordenador) con toda la corte de virtudes que la acompañan. Es decir la justa medida: configurada por la justicia, es una expresión de cuidado, en todas las cosas, a nivel personal se traduce por virtudes, que hacen decente y apreciable la convivencia humana, a nivel social, preside las relaciones adecuadas en las instituciones, de suerte que construyan un bien común y atiendan el interés general.

Entre las aportaciones importantes sobre el cuidado, Heidegger (1926) refiere que el cuidado es una construcción ontológica[30] siempre subyacente a todo lo que el ser humano emprende, proyecta y hace; se mueve en toda interpretación del ser humano cuerpo. Así el cuidado es el fundamento para cualquier interpretación del ser humano, base teórica que permite a Enfermería comprender al ser humano cuerpo con una identidad propia, Unidualidad cuerpo –espíritu y con una nueva oportunidad de vida. Así se demanda en los discursos presentados.

[…] *Me gustaría que las enfermeras y médicos fueran más sensibles, que nos traten con más tacto, con sensibilidad, que se interesen por nosotras, yo sé que no deben involucrarse con sus pacientes, pero a veces, les falta sensibilidad y tacto* […] **Marcela**

A través del discurso se permite visualizar como nuevamente la mujer con mastectomía busca ser entendida y atendida con ética y estética, en la administración de los cuidados de su cuerpo ya que implica, por lo general, el trato con un cuerpo ajeno, lo que adicionalmente implica: respeto, consideración y delicadeza y, su cuerpo como corporeidad humana es unitaria, expresiva, autentica pero es intrínsecamente vulnerable en su cuerpo espíritu, porque tiene como toda la estructura personal un carácter indigente que la identifica, en su Unidualidad corporal y espiritual. Frente a la vulnerabilidad corporal, se requiere, desde la perspectiva ética, un cuidado solícito y atento, sensible y perceptible para el fortaleciendo de esa posibilidad de vida-muerte, como un cuerpo físico y social ante otro cuerpo sensible y diestro. Dejando ver que en esta ética y estética del cuidado debe ser llevado a través de las pautas de una justa medida, acompañamiento solidario y prevención.

Al respecto afirma Boff (2009) que la justa medida, configurar la justicia, es un expresión de cuidado, en todas las cosas, a nivel personal se traduce en social, preside las relaciones adecuadas en las instituciones, de suerte que virtudes que hacen decente y apreciable la convivencia humana. A nivel constituyan el bien común y atiendan el interés general. Cuidar significa entonces envolverse amorosamente con la persona y el acompañamiento

---

[30]   Heidegger interpreta la constitución ontológica como aquello que entra en la definición esencial del ser humano y estructura su práctica.

solidario en los procesos de curación y de recuperación de su esperanza de vivir.

Al respecto Figueiredo (1994) comenta que es imprescindible que el cuerpo de la enfermera como instrumento de cuidado demostrado visiblemente en la apariencia personal, sea presentado ante las personas y las actividades diarias que desarrolla, con buena apariencia, con modos agradables, bien vestida (traje convencional), limpia, perfumada, sutilmente alegre, con voz segura y receptiva, flexible en su jornada social y el enfoque con las personas, que sea generosa, empática y solidaria, por ser lo que se espera de las enfermeras y de todas las personas que tienen la responsabilidad de ayudar y cuidar de otros. Es decir con una Visión estética que como ya se mencionó no se requiere ser absolutamente bella en términos de requisito físico.

En este sentido, para Waldow (2006) la cualidad estética del cuidado, se refiere a las sensaciones y percepciones en el cuidado que posibilitan el sentir, el vivir, la naturaleza humana, la naturaleza de la vida, las diversas formas o modos de vivir, lo existencial del ser y el cuidado como una posibilidad de ser, de llegar a ser y de construir nuevos modos que dan sentido al cuidado y a la vida. Y el cuidar, para la autora, consiste en una forma de vivir, de ser; de expresarse es una postura ética y estética frente al mundo, es un compromiso con el estar en el mundo y una contribución al bienestar general, a la conservación de la naturaleza, a la promoción de las potencialidades, de la dignidad humana y de nuestra espiritualidad; es cooperar a la construcción de la historia y al conocimiento de la vida para todas las personas como lo son mujeres con cáncer de mama.

Desde esta perspectiva, Figueiredo N y Machado W (2009) refieren que es preciso saber que, cuando estamos delante del cuerpo, la cualidad de Enfermería debe ser de mucha habilidad mental y de creatividad como instrumento para "mirar profundamente" por dentro de uno mismo y de los otros que cuidamos, y así poder captar todo lo que está dentro y fuera de quien mira y de quien es mirado. Un aprendizaje difícil de enseñar, que necesita de entrenamiento a partir del conocimiento sobre lo que es el cuerpo. En este sentido enfermería se expresa de la manera siguiente:

[…] El cuerpo de la mujer es un templo completo y el cuerpo de la mujer sin un seno le quitan un pedazo de su ser [...] **Salomé**

[…] El cuerpo de la mujer significa, Armonía, belleza, seguridad y el cuerpo de la mujer mastectomizada significa; Mutilada, cicatriz, enferma [...] **Samanta**

[…] Cuerpo de mujer sin seno significa Mutilada, dolor, enfermedad [...] **Sandra**

Como se puede ver, los profesionales de la salud aún se encuentran inmersos en la dimensión física, biológica y funcional, conformando un paradigma en donde el cuerpo es visto sólo como objeto, es decir, no se ha profundizado en la forma de ver el cuerpo y la mujer en su condición de vulnerabilidad puede descubrir que se siente insegura acerca del modo en que las personas las identificarán y recibirán, sobre todo, las personas que conforman su entorno más cercano como la familia y el personal de salud que la atiende.

Según las expresiones expuestas debe considerarse que de cierta forma, ser mujer y enfrentar una mastectomía por cáncer de mama habla no solo de la enfermedad misma que se ha posado silenciosamente en el cuerpo y que se deberá estar vigilando constantemente, sino que también habla de una identidad corporal femenina expuesta y amenazada por la realidad de un cuerpo que es mirado y señalado, pero que permite dar paso a la re (significación) del cuerpo como el cuerpo vivido, en la imagen que se tiene de sí mismas y lo que ven los otros en ellas.

Debe ser importante para Enfermería, tomar nota de cómo la persona interpreta o da significado a su cuerpo, ya que en la medicina moderna aplicada no se considera la dimensión personal, social y cultural en las percepciones del cuerpo. Por lo que, en la actualidad, la noción del cuerpo como referencia de su identidad corporal femenina asume un nuevo sentido derivado de la conjugación de transformaciones del universo de trabajo, las estructuras de mercado, las estratificaciones sociales y los complejos procesos urbanos, aspectos importantes en el cuidado de los seres humanos; por lo que se espera que enfermería actué de la siguiente manera:

[…] Me gustaría que el personal de salud me explicara, que me dijeran bien todo, porque no quieren perder tiempo con eso [...] **Macrina**

[...] *El cuidado que nos puedan dar al escucharnos, educarnos darnos el tiempo para nuestras inquietudes eso nos ayuda emocionalmente, espiritualmente y se puede decir que hasta económicamente si nos facilitan las cosas para conseguir la prótesis mamaria, las mallas de prevención que son una bendición* [...] **Mabel.**

[...] *Creo que para poder cuidar nuestro cuerpo el personal de salud debería darnos más información... porque nadie dice nada, no me explican qué cambios voy a tener en mi cuerpo y cómo puedo mejorarlo, como que son muy herméticos* [...] **Mady.**

En los discursos presentados se observa cómo se reclama la necesidad de que Enfermería integre la ética y estética en el cuidado: sensibilidad y destreza. Reclamando la escucha atenta, conocimiento, educación, prevención, precaución y sensibilidad en un paradigma impregnado de preocupación solo por el cuerpo físico. Por consiguiente, el cuidado debe ser proporcionado bajo conductas o normas que representen el estar atento y que se emitan acciones bajo una actitud a favor del cuidado de su cuerpo. Con identidad, Unidualidad corporal y espiritual pero además representa para ellas una nueva oportunidad de vida.

Al respecto para Figueiredo N y Machado W (2009), proponen la integración de algunas conductas en el cuidado del cuerpo como: Querer cuidar, estar emocionalmente bien, crear un ambiente individualizado rico en estímulos auditivos, visuales y espirituales (considerando sus gustos, deseos y necesidades), ser capaz de pensar y reflejar sobre el cuidado que está ofertando y estar siempre evaluando y juzgando lo que realiza como cuidado, evaluando si sus movimientos corporales científicos-prácticos y políticos indican la posibilidad de contribuir para mantener el cuerpo en el "flujo de la vida", ligando el ambiente y las personas de sus afectos.

Por lo que puede analizar que a través los discursos de las mujeres mastectomizada se espera que enfermería realmente tenga la voluntad de cuidar, que este emocionalmente bien para que le pueda proporcionar la ayuda, pero también la compasión la asistencia sensata, y devolver la confianza en la vida esperando sea ayudada para acoger la condición humana y acompañamiento en la travesía). Ya que, en su cuerpo y a través de él, la mujer mastectomizada por cáncer de mama como ser humano, permanece siempre manifiesta y revelada.

según su propuesta de Boff (2012), es necesario que médicos y enfermeras actúen ante el cuidado del ser humano con; la compasión, el toque de la caricia esencial, la asistencia sensata, el devolver la confianza en la vida, ayudarle a acoger la condición humana y la compañía en la travesía,

El análisis de la subcategoría **Ética y estética del cuidado: sensibilidad y destreza,** se considera fundamental, ya que, el cuidado es la ética natural de la Enfermería, porque el cuidado pertenece a la naturaleza de lo humano, y se hace presente en cada momento como celo por la salud y el deseo de cuidar y ser cuidado, dándole sentido a este cuidado como principio de cuidado ético y estético del cuerpo, agregando los principios de la justa medida, la amorosidad, la preocupación por el destino propio, por el destino del otro y por el futuro y la prevención. Principios que con llevan a conductas para la práctica de enfermería en el cuidado del cuerpo, y a través de los discursos las mujeres mastectomizadas buscan sean tomas en cuenta para su cuidado del cuerpo: La voluntad de cuidar, estar emocionalmente bien, consideración de sus gustos y deseos, integración en un todo mayor (familia comunidad etc), así como ser capaz de pensar y reflejar el cuidado brindado a lo que se puede integrar personas de su afectividad como la familia, lo que implica ser llevada a cabo bajo las actitudes de: compasión, caricia esencial, asistencia sensata y devolver la confianza en la vida.

En suma los principios, las conductas y las actitudes de cuidado del cuerpo son considerados aptos para garantizar una buena condición de vida, Como el bien buscado (ética); especialmente porque el cuidado del cuerpo de la mujer mastectomizada, implica cuidar la vida que la anima, que la identifica y representa en su Unidualidad corporal y espiritual, y que le brinda la posibilidad de vida-muerte, es decir en su corporeidad, brindando a su vez la oportunidad al profesional de Enfermería de decodificar signos verbales y no verbales, de preocuparse por la estética, de interactuar a través del lenguaje, la conversa y de establecer contacto con el cuerpo, intentando captar todo lo que está en su interior y exterior de quien cuida y es cuidado. (Cuadro No.5).

Al respecto Boff (2002 – 2012), indica que para ejercer y practicar el cuidado, no basta con una responsabilidad o una ética, sino que se deben de tener las características de la naturaleza humana, lo que llamamos, lo humano. Razón por la cual, se puede considera que el cuidado de la salud por parte de Enfermería y los médicos, representa la ética natural, ya que el cuidado pertenece a la naturaleza de lo humano y, se hace presente en cada momento como el celo por la salud y por el cuidar/cuidado, ese conjunto de acciones aptos para garantizar un buenas condiciones de vida.

4.2.2. Cuidado, cuerpo y familia.

El ser humano-cuerpo en el cuidado de Enfermería representa un ser de cuidado. Este ser humano es un ser en el mundo como lo comenta Boff (1999). Su esencia se encuentra en el cuidado, que se relaciona siempre con los otros, construyendo su hábitat, preocupándose por las personas, dedicándose a aquello que le representa valor y disponiéndose a sufrir y alegrarse con quien se siente unido y amado. Generalmente esta figura la representa la familia, así lo buscan las mujeres entrevistadas: .

"Necesito, me gustaría escuchar, un ¡ánimo, te admiro por lo valiente que eres¡, por cómo has enfrentado todo esto (llanto)… ¡algo¡… una palabra … ¡de mi familia¡… mi familia son mi esposo y mis hijos; las escucho en la calle, por todo el mundo y me siento bien y me gusta que me digan, eso me reconforta y me hace más fuerte… pero…¡sí necesito escucharla de ellos¡" **Marcela**

[…] Mi madre no sabe de mi mastectomía, uso la prótesis todo el tiempo, porque si mi mamá me ve frágil, me diría, ¿qué vas hacer sin un seno? y, de ahí se va a valer para hacerme sentir mal, en lugar de estar conmigo, sí la necesito y mejor otras personas lo hacen […] **Maité.**

Con los discursos presentados, se confirma como ese ser humano-cuerpo está en constante relación siempre con otros, pero busca seguir ocupando un lugar en el hábitat construido con las personas que le representan valor como seres amados y con los cuales siente una mayor unión, representadas cómo la familia.

En el diccionario de la lengua española (DRAE), (2001) se define a la familia como derivada del latín *Familia*; grupo de personas emparentadas entre sí que viven juntas. Una concepción más, la define como conjunto de ascendentes, descendientes, colaterales y afines de un linaje.

No obstante, en lo referente al cuidado de Enfermería, Bustamante (2003), presenta una conceptualización de la familia como; un organismo vivo, complejo, cuya trayectoria de vida en un transcurrir de diversidades, adversidades, semejanzas, diferencias, individualidades, singularidades y complementariedades, que luchan por su preservación y desarrollo en un tiempo-espacio y territorio dado, del cual se siente perteneciente, en el que se está interconectada y enraizada biológica, solidaria, amorosa, cultural, política y socialmente. Lo que se acerca en mucho a lo que se interpreta de los discursos anteriores y confirmados en las expresiones siguientes:

[...] *Yo me siento bien con mi mastectomía, como ni me duele, ni me acuerdo que no tengo un seno y mis hijos me cuidan mucho, todos me quieren y cuidan de mí, mi pareja, ni en cuenta, pero yo soy feliz con mis hijos y mis nietos; Cuando he navegado (situaciones que se han vivido)... para el fin de salir adelante...como cuando he tenido necesidad de algo... mi hija lava, yo lavo un poco, pues... de planchar ¡nunca me he puesto a planchar¡... porque, cuando desarrugo alguna ropa siento muy... curioso... como pesado, entonces ya no lo hago, pero ella está conmigo* [...] **Maritza**

[...] *Doy gracias a Dios por tener a mis hijas a mi lado y sentir su apoyo y, el de todas las personas que de una u otra forma me han ayudado a seguir adelante* [...] **Macrina**

En los discursos, se observa cómo para la mujer mastectomizada, la familia ha representado ese organismo vivo, articulada a su trayectoria de vida pasando por adversidades, diferencias, semejanzas, y complementariedades en la lucha de su preservación dentro de un ambiente dado, con esa conexión biológica, solidaria, amorosa y cultural. Como lo confirma Bustamante. Agregando esa necesidad de cuidado en la Unidualidad corporal en los aspectos de cuidado físico que le demandan su condición de salud.

En las concepciones de algunos otros estudiosos se retoman los aspectos generales en la composición de la familia; Gough, (1974), resalta que los lazos principales que definen una familia, son de dos tipos: vínculos de afinidad, derivados del establecimiento de un esposo fijo; por otra parte, el lazo entre una mujer y un hombre, el cual podía ser roto. Para Lévi-Strauss, (1977), la familia, supone por un lado una alianza, el matrimonio, y por el otro una filiación, los hijos.[31]

Morin (1995), refiere que en un ecosistema existen interacciones, independencias, solidaridades, complementariedades. Es decir el autor señala que en un ecosistema inter-retro-actúan los unos con los otros que integran ese ecosistema para generar y regenerar sin cesar un sistema organizador, o ecosistema producido por estas mismas inter-retroacciones.

En este mismo orden de ideas, según la <u>Declaración Universal de los Derechos Humanos</u>, (1948), la familia es el elemento natural, universal y fundamental de la sociedad: tiene derecho a la protección de la sociedad y del Estado.[32]

Por lo que, se entiende que la mujer mastectomizada por cáncer de mama, como todo ser humano-cuerpo, enfermo, en su esencia de cuidado y relación constate con los otros, sufre daño en la totalidad de su existencia; no es una parte que está enferma, y es su vida que adolece en sus diferentes dimensiones y relaciones con sí mismo, con su familia y con la sociedad. Por lo que con la experiencia vivida como parte de su corporeidad encontramos discursos como el siguiente:

[...] *voy a echarle ganas, porque ¡mis hijos me necesitan¡ y yo...¡yo me quiero¡... si yo no me quisiera... no le echaría ganas* [...]**Margarita**

---

[31] De la Antropología *estructural*. De Lévi-Strauss, C. (1977). Editorial Universitaria de Buenos Aires. Y Los nayar y la definición del matrimonio. El origen de la familia». *Polémica sobre el origen y la universalidad de la familia*. Barcelona: escrito en conjunto por Gough, K.; Lévi-Strauss, C.; Spiro, M. E. (1974).

[32] Tomado del Artículo 16.3 de la *Declaración Universal de los Derechos Humanos*. Asamblea General de las Naciones Unidas, (1948). «La familia es el elemento natural y fundamental de la sociedad y tiene derecho a la protección de la sociedad y del Estado.

[...] *Mi hija siempre me ha cuidado y ayudado a seguir adelante, además ella me ve con amor y como una flor echándole ganas, por eso voy a seguir luchando* [...] **Macrina.**

Como se deja ver, el cuidado corporal es fundado en la razón sensible y cordial, se refiere a los comportamientos y a las relaciones con las personas y la naturaleza, marcadas por el respeto a la alteridad, a la amorosidad, por la cooperación, por la responsabilidad y por la renuncia a toda agresividad. Todo lo que amamos lo cuidamos y lo que cuidamos lo amamos.

El amor no es una cualidad, un don o valor moral, afirma Maturana (2000), es un fenómeno relacional biológico, que a través de la conducta del otro o de los otros, surge como un legítimo otro en la cercanía de la convivencia, en circunstancias en que el otro, o los otros, pueden ser uno mismo. Entendiéndose que en la legitimidad del otro, se respeta y se acepta su experiencia como es, sin esfuerzo, a pesar de sus diferencias y como un fenómeno del mero convivir, congruentes y complementarios, que se implican recíprocamente. Por lo que, se hace alusión a que para la mujer mastectomizada es importante esa legitimidad, ese respeto y esa aceptación a pesar de la diferencia que se puedan presentar.

[...] *Me gustaría que mi esposo; pues sí me respeta mucho, me quiere, me cuida, pero me gustaría detalles de su parte que me trate con amor* [...] **Madison.**

Madison expresan la necesidad de sentirse cuidada, por consiguiente amada, teniendo como base que el cuidado es la fuerza creadora principal de toda acción, porque todas las acciones en su desarrollo pueden ser acciones dañinas, pero si tenemos cuidado toda acción será buena.

En este orden de ideas, en el cuidar de las enfermeras(os) se debe llevar con una actitud de ocupación, preocupación, responsabilidad y compromiso afectivo con el otro y la razón instrumental, abre un nuevo espacio para la razón sensible y cordial, con espíritu de delicadeza y sentido profundo, es decir, usar en forma armónica la razón y el corazón o el conocimiento con el afecto; involucrando en este cuidado del cuerpo a la familia.

Al respecto Bustamante (2004) enfatiza que cuidar va más allá de nuestras acciones; señala comportamientos que se dan en el acto de cuidar, que tienen que ver con las interacciones simbólicas entre las y los sujetos sociales que comparten un espacio cotidiano, en donde se viven experiencias de cuidado, las cuales, son actos y acciones humanas de sujetos que tienen una intersubjetividad y que comparten su experiencia ayudando a resolver las necesidades de las personas que conviven en el mundo cotidiano.

Así mismo, Boff, (2002), afirma que al cuidado esencial, como modo de ser, sobrepasa toda existencia humana y posee resonancias comúnmente presentes: el amor, la ternura, la caricia, la justa medida, la convivencia y la compasión, permitiendo la humanización en el cuidado del cuerpo. En este sentido, la población refiere cómo es para ellos ese cuidado del cuerpo en la familia.

[…] *Ha sido una experiencia que nos dejó mucho aprendizaje; como amor que no se notaba y si lo había, cuidado y unión que espero nunca se termine y también un poco de miedo; de dejarla sola a ella y a mis hijos.* […] **Macario.**

[…] *La amo sin prejuicio y voy redescubriendo cada día algo nuevo en ella, así que me la paso observándola y amándola* […] **Manuel.**

A través de los discursos, se observa cómo se da ese redescubrimiento del cuidado del cuerpo en el ambiente familiar como parte importante del mundo cotidiano, considerando así al cuerpo como esa parte que identifica a su ser amado como unidual cuerpo-espíritu y con una nueva oportunidad de vida, pero también se deja ver cómo ese cuidado va más allá de las acciones porque involucra otros comportamientos como la unión y el amor, que se dan en ese acto del cuidado corporal que se va descubriendo en el ambiente familia. Afirmando así, las posturas de Boff y Bustamante (2003), con sus propuestas del cuidado en la familia o cuidado esencial en la cotidianidad al integrar el amor, la convivencia o relacionamiento humano, la solidaridad, la liberta en ese cuidar/cuidado.

En el análisis de la segunda subcategoría, Cuidado, Cuerpo y Familia, desprendida de las bases teóricas para el cuidado del cuerpo, es considerada como complemento de la ética y estética para el cuidado del cuerpo, ya que el cuidar es darse cuenta de la existencia del otro, es permitir la diversidad y comprender la singularidad, es facilitar la expresión y la auto-determinación, es garantizar la reciprocidad del encuentro humano-cuerpo. Se cuida del cuerpo reconociendo (redescubriendo) y respetando al otro y a sí mismo, con compromiso y presencia auténtica, con un cuerpo que lo identifica constituyendo del cuidado una vivencia única tanto para quien lo recibe, como para quien lo brinda. Se cuida respondiendo en forma ética, con sensibilidad, creatividad y conocimiento, considerando a ese cuerpo unidual pero también esa nueva oportunidad que para la mujer con cáncer de mama representa.

La acción del cuidar exige como condiciones: conocimiento y conciencia de la necesidad del cuidado, acción basada en el conocimiento y promoción de cambios positivos como resultado del cuidado, como lo explico Bustamante (2004). Y en donde se requiere la asesoría e integración del profesional de Enfermería en la educación de los conocimientos necesarios para ese cuidado y el logro de los cambios positivos en ese cuerpo del otro, que incluye las interacciones simbólicas entre las y los sujetos sociales que comparten un espacio cotidiano.

ENFERMERÍA EN EL CUIDADO DEL CUERPO Y LA FAMILIA.
Naturaleza humana de cuidar y deseo de ser cuidado

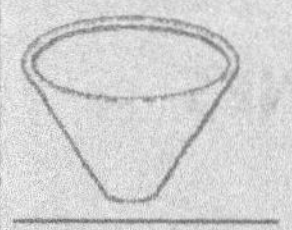

ÉTICA Y ESTÉTICA DEL CUIDADO:
SENSIBILIDAD Y DESTREZA.

⇨ Buena condición de vida.
"Bien buscado"

⇨ Preservación, conservación y mantenimiento de la vida a través de una relación dialéctica.

Direccionados por los principios, conductas adaptando las actitudes para el cuidado del cuerpo, como unidual con una nueva oportunidad.

PRICIPIOS	NORMAS	ACTITUDES
*La justa medida *Preocupación (por el destino propio, por el del otro y por el futuro). * Prevención y precaución.	*Voluntad de cuidar/querer cuidar *Estar emocionalmente bien. * Consideración de los gustos y necesidades. *Conocimiento y capacidad. (Integrando personas de su afectividad)	*Compasión. *Caricia esencial *Asistencia sensata. *Devolver la confianza en la vida. *Ayudar para acoger la condición humana. *Compañía en la travesía.
CUIDADO, CUERPO, FAMILIA CON LOS PRINCIPIOS DE:		
Respeto y Compromiso Conocimiento/educación Conversa Amor y compañía Solidaridad Lucha por la vida De la asperidad a la suavidad.		

Figura No. 5 Categoría: Enfermería para el cuidado del cuerpo;
Ética y estética del cuidado y cuidado, cuerpo y familia.

CAPÍTULO V

CONSIDERACIONES FINALES Y RECOMENDACIONES

El cuidado de enfermería a la mujer; cuerpo, cáncer, mastectomía y sus Significados.

La finalidad de la presente investigación fue describir y analizar el significado que sobre el cuerpo construye la mujer mastectomizada por cáncer de mama e identificar bases teóricas de Enfermería en el cuidado del cuerpo en el ser humano, como un ser de cuidado, en este el sentido, el conocimiento develado sobre los significados construidos por las mujeres mastectomizadas, desde el censo común de las participantes, permite concientizar acerca de la dimensión del cuidado en Enfermería, sintetizando bases teórico conceptual del cuidado del cuerpo, entendido, a partir de un cuerpo vivo, que las identifica como cuerpo físico, social y espiritual con una nueva oportunidad de vida de una forma singular, total, compleja, estética, con necesidades y deseos que siguen demandando atención por parte de la familia, las personas significativas pero también del personal de salud, con el deseo de haber sido tratado de la misma manera aun antes de presentar alguna alteración.

El presente estudio, no pretende ser concluyente, ya que, los resultados cualitativitos que se presentan conducen a seguir investigando para ampliar y profundizar cada una de las categorías propuestas y, de esta manera, aportar nuevos conocimientos científicos para el desarrollo de la profesión de Enfermería, reduciendo la brecha que existe entre el saber científico y el saber común y precisando el "saber y hacer" para un cuidado del cuerpo humanizado y al humanizarlo se debe considerar el cuerpo físico, social y espiritual conformado como un todo, complejo y singular con necesidades y deseos particulares.

Se utilizó un referencial teórico social y disciplinar para auxiliar el análisis de este estudio, se considera válido el procedimiento metodológico de historia de vida adoptado el cual permitió profundizar y conocer esa faceta de la realidad vivida por las mujeres mastectomizadas por cáncer de mama participantes en el estudio quienes representaron al grupo social de mujeres con cáncer.

Para presentar las bases teóricas y prácticas de enfermería para el cuidado del cuerpo, se debió comprender el significado que la mujer mastectomizada le da a su cuerpo a partir del conocimiento de que todo ser humano se manifiesta con y a través del cuerpo y al hablar de manifestación no se refiere solo a los movimientos naturales o reflejos, sino también a las emociones, pensamientos y sentimientos. Lo que hace que nuestro cuerpo tenga lenguaje y sea un cuerpo vivo a través de su corporeidad. De manera inicial se presenta una aproximación conceptual del cuerpo para la mujer mastectomizada significándolo como:

"La manifestación consiente, inconsciente de un cuerpo vivo, complejo y total, que ofrece una constitución, moldeada por las características físicas, morales y las atribuidas al sexo, pero también por los sentimientos, pensamientos y actitudes dentro de una interacción en un contexto individual y social, que le da una identidad corporal y subjetiva, el reconocimiento como un ser con una Unidualidad corporal y espiritual, integrado a partir de encontrarse y enfrentarse con la realidad de sus recursos físicos, metales, sociales y espirituales; constituyendo las características particulares que la representan en la sociedad y a su vez le brindan la oportunidad de vida.

Resulta importante considerar como es que (re) significan su cuerpo las mujeres mastectomizadas, ya que, para Enfermería la base esencia de su quehacer profesional es el cuidado del otro un otro como ser humano-cuerpo, es decir, el cuerpo al que se encarna como ser de cuidado. De ahí que las dos categorías principales que emergieron de este estudio fueron: la "(re) significación del cuerpo" y "Enfermería en el cuidado del cuerpo y la familia", las cuales permitieron tener un acercamiento al contexto y espacios de la vida personal, social y cultural, donde se construye la corporeidad de la mujer mastectomizada por cáncer de mama, como ser de cuidado, por lo que las significaciones en torno al cuerpo se construyen de forma consciente y particularizada por su historia personal, dentro de un contexto social y cultural determinado como en cualquier situación de salud ya sea en estado de prevención de la enfermedad, diagnóstico de la misma y/o rehabilitación de esa salud.

En suma, la (re) significación del cuerpo de la persona con cáncer de mama como seres humanos y seres de cuidado para enfermería requiere de la preocupación por observar a un cuerpo en sus dos facetas la "visible e invisible", lo que permite reconocerle en una **identidad corporal y subjetiva,** como primera subcategoria, identificada a partir de una visión del cuerpo que considera la disposición y orden de las partes dentro de un todo, a través de la recursividad organizada, distinguiendo así una identidad corporal que la singulariza, con un conjunto de rasgos propios o de una colectividad, permitiendo a su vez, observarla como la forma concreta de la unidad humana surgiendo así la segunda subcategoria de **Unidualidad corporal y espiritual** que permite el mantenimiento de la dualidad en el seno de la unidad en una unidualidad compleja, ya que en cada persona existe una unicidad humana y una diversidad humana al mismo tiempo que se debe cuidar con la misma intensidad ese aspecto físico, social y espiritual que se considera como ser humano vivo que puede (re)significar la capacidad de acoger la vida tal como es, con sus posibilidades y su entusiasmo intrínseco, surgiendo la subcategoria de **Oportunidad de vida-muerte** como una capacidad de crecer, humanizarse, rehabilitarse y convivir con las dimensiones de la vida, la enfermedad y la muerte, es decir, en su condición mortal;

De la segunda categoría empírica: "Enfermería en el cuidado del cuerpo y la familia", en la cual, las mujeres afirman su esencia humana de mantenerse como un cuerpo vivo que las identifica y las caracteriza, pero que reclama ser visto, tratado y cuidado como un ser con una Unidualidad corporal y espiritual con una nueva oportunidad de vida-muerte, es decir, no como un cuerpo físico-anatómico dividido en partes, como hasta ahora se ha visto, si no en su corporeidad misma, como un cuerpo vivo, complejo y unidual, con una singularidad y que representa en el cuidado de enfermería, la posibilidad de cuidar del otro como esencia de la Enfermería, considerando sus necesidades y deseos con respeto, conocimiento pero sobretodo con una actitud de cuidar a través de normas y principios de cuidado, para una mayor y mejor rehabilitación.

Emergiendo dos subcategorías: Ética y estética del cuidado: sensibilidad y destreza y Cuidado, Cuerpo y familia. Teniendo en cuenta que el saber y hacer de Enfermería, en cuanto al cuidado del cuerpo, no es tan simple de explicar; implica cuidar de la vida que anima al cuerpo y cuidar de un conjunto de relaciones circundantes con la realidad e incluye esfuerzos transpersonales de un ser humano-cuerpo para otro ser humano-cuerpo, en donde lo ético y estético del cuidar con sensibilidad y destreza pero también la integración de la familia son importantes.

En la subcategoría: **Ética y estética del cuidado: sensibilidad y destreza**, refiere que el cuidado es la ética natural de la Enfermería, porque el cuidado pertenece a la naturaleza de lo humano y se hace presente en cada momento, por lo que es importante que se rijan por los principios de justicia, amorosidad, preocupación y prevención. Lo que implica tener presentes las normas de Voluntad de cuidar/querer cuidar, estar emocionalmente bien, consideración de los gustos y necesidades así como Conocimiento y capacidad. (Integrando personas de su afectividad) para el cuidado del cuerpo, con toda la corte de actitudes que les acompañan como son; la Compasión, Caricia esencial, Asistencia sensata, Devolver la confianza en la vida, Ayudar para acoger la condición humana y compañía en la travesía.

Como ya se mencionó al hablar de cuidado se busca contribuir en el mantenimiento del cuerpo en el flujo de la vida, ligando el ambiente y las personas de sus afectos, lo que remite a la integración de la familia como se demanda de manera frecuente surgiendo la última subcategoria: Cuidado, cuerpo y familia, en la cual, se habla de una integración, en donde el cuidar es darse cuenta de la existencia del otro, es permitir la diversidad y comprender la singularidad, es facilitar la expresión y la auto-determinación, es garantizar la reciprocidad del encuentro humano-cuerpo. Se cuida del cuerpo reconociendo (redescubriendo) y respetando al otro y a sí mismo, con compromiso y presencia auténtica, constituyendo el cuidado una vivencia única tanto para quien lo recibe, como para quien lo brinda. Se cuida respondiendo en forma ética, con sensibilidad, creatividad y conocimiento.

Para la mujer mastectomizada por cáncer de mama, es la faceta corporal visible la que se ve inicialmente afectada por la pérdida de un seno (mastectomía), en la cual, se establece la afectación en sus funciones y del resto de las aspectos de su cuerpo; su identidad, movimientos y funciones más sin embargo, surge en ellas la fortaleza interior en la faceta invisible, la espiritualidad y se dan cuenta que son otro aspectos las que las caracteriza en su cuerpo.

Por lo que en el tema del cuerpo de la mujer mastectomizada, no es solo una disfuncionalidad del cuerpo, sino que también es producto de la complejidad de intercambio, que permite la disolución del sentido, el valor y las variaciones culturales e inclusive, personales, que deben ser importantes tanto para la persona que lo vive, como para las que intervienen en esa (re) significación del cuerpo, constantemente como son las personas quienes la rodean, las instituciones de salud y las educativas entre otras. Con los hallazgos se puede afirmar que es importante el cuidado de la mujer mastectomizada como ser de cuidado, ser humano – cuerpo, con ese cambio de paradigma que permite que sea vista a través de un cuerpo fortalecido y en compañía de su familia para que nuevamente se sienta integrada en esa nueva oportunidad de vida sin haber perdido su identidad corporal femenina.

5.1 En este sentido, surgen las siguientes propuestas:

❖ Enfermería en el cuidado del cuerpo de la mujer mastectomizada por cáncer de mama en busca de su rehabilitación y cuidado en cada una de las fases incluyendo la prevención, debe considerar el cuerpo en sus significados de Identidad corporal y Unidualidad corporal y espiritual así como la oportunidad de vida-muerte, lo que alude a la ética y estética para el cuidado como la sensibilidad y destreza durante el desempeño profesional y con la integración de la familia, fortaleciendo la construcción de lo humano que vive y se expresa en un cuerpo sano y equilibrado; es decir, abierto al desarrollo intelectual, social, estético y moral, para saber ser, hacer, sentir, comunicarse, amar y adaptarse.

❖ La mujer mastectomizada por cáncer de mama, significa su cuerpo como una identidad corporal y subjetiva dentro de una interacción en un contexto individual y social; con características físicas, morales y las atribuidas al sexo pero incluye la complejidad de intercambio de las significaciones sobre las cuales se basa la condición social del ser mujer que le permite la disolución de sentido, el valor y las variaciones culturales.

❖ La mujer mastectomizada por cáncer de mama, en su corporeidad, se reconoce con una Unidualidad corporal y espiritual; lo que se refiere a un cuerpo vivo en su complejidad y totalidad, es decir, en su estructura física y funcional del ser humano y en la dimensión de la conciencia por la cual se siente ligada a un todo, incluyendo su belleza y luminosidad pero también las marcas de una vida vivida o de un cuerpo vivido

❖ Enfermería en el cuidado del cuerpo busca la asimilación, de todo lo creativo que puede suceder en la vida y los compromisos de trabajo, reuniones, crisis importantes y existenciales, los éxitos, los fracasos, la salud y el sufrimiento. Este cuidado refuerza la identidad corporal y la Unidualidad corporal /espiritual. Como seres relacionales, y así transformarnos para ser personas fortalecidas, autónomas, racionales y libres haciendo posible una rehabilitación. (Anexo 3).

• El cuerpo para la mujer mastectomizada por cáncer de mama constituye una oportunidad de vida – muerte, lo que le permite entender que no inventa ni crea su corporeidad, si no que se haya viviendo en un cuerpo que no ha elegido; aceptarlo, cuidarlo preservarlo de los riesgos, rehabilitarlo y dignificarlo constituye una tarea necesaria para su equilibrio global.

• Enfermería representa el cuerpo vivo, con una corporeidad propia, que apoyado de la ética y estética: sensibilidad y destreza y la integración de bases teóricas de Enfermería para el cuidado de ese cuerpo, apoyan a preservar, conservar y mantener una buena condición de vida.

Con los hallazgos obtenidos se requiere que las enfermeras asuman un cambio de paradigma construyendo ambientes de cuidado del cuerpo para una rehabilitación física, social y espiritual en donde se vislumbre la integración del cuidado, cuerpo, trasmitiendo la educación del cuidado del cuerpo a la familia lo que permitirá elevar la confianza y seguridad para afrontar con cierta madurez las modificaciones propias de un cuerpo vivido y adaptarse según sus recursos propios.

Enfermería en el cuidado del cuerpo, resulta importante para buscar que la mujer mastectomizada no sea víctimas de una dictadura del cuerpo bello y saludable, que se hace en general, eficaz solamente entre aquellos que tienen condiciones financieras para soportar todas las reglas y todos los equipamientos necesarios y las características del movimiento en las diferentes sociedades. Retomando la importancia de la conservación de su Unidualidad corporal y espiritual, en donde la mujer mastectomizada se descubre integrada también en una red de relaciones necesarias para su sobrevida; la familia, la participación en un grupo de trabajo, la vida en una ciudad y país con un tipo de organización social y está ligada a esta cadena, ocupando espacios públicos y privados, por lo que se distingue la necesidad de apoyar en su rehabilitación física, social y espiritual.

Enfermería en el cuidado del cuerpo en su Unidualidad corporal y espiritual, permitirá una fortaleza en el cuidado que refuerza la confianza en las energías regenerativa de la vida y en los cuidados propios en la rehabilitación físicos, funcionales con la educación para sus cuidados y la prevención de complicaciones como es el linfedema y el deterioro de la movilidad y en la rehabilitación social y emocional que se requiere según su necesidad corporal, pero también el estar atentos y escuchar los mensajes que vienen de todos lados y que conectan al ser humano con un todo. Buscando el logro de un equilibrio entre la autoafirmación e integración en un todo mayor la familia, la comunidad, necesarios en cada momento.

El cuerpo considerado como la identidad corporal femenina, Unidualidad corporal/espiritual y oportunidad de vida-muerte, permite incorporar la oportunidad del cuidado del otro con ética y estética: sensibilidad y destreza, bajo los principios de cuidado, justicia, amorosidad, preocupación por el destino (propio, por el del otro, por el futuro), prevención y precaución, bajo las conductas de querer cuidar, estar emocionalmente bien, crear un ambiente individualizado, con conocimiento y capacidad y estar siempre evaluando su cuidado. Todo esto, llevado a través de las actitudes de cuidado, de compasión, asistencia sensata, devolver la confianza en la vida y compañía en la travesía; Para una buena condición de vida, en la preservación, conservación y mantenimiento de la vida, a través de, una relación dialéctica.

El cuerpo en su cotidianidad ocupa un lugar importante en la significación, por lo que, la integración del cuidado corporal en el ambiente familiar representa un apoyo importante para la mujer mastectomizada, ya que, no sólo son acciones sino comportamientos marcados por el respeto a la alteridad, a la amorosidad, a la cooperación, a la responsabilidad y por la renuncia a toda agresividad, lo que demanda ética y sensibilidad con compromiso y conocimiento.

Por lo anteriormente expuesto, se afirma que; la tarea del profesional de enfermería para con la mujer con cáncer de mama es crear un centro que equilibre su condición humana generando una actitud de fondo, orientada por la bondad, el amor y la comprensión, aunque tengan los sentimientos contrarios como una sombra que también las acompañan. En donde enfermería debe estar a su lado, lo que impide que cada una de las mujeres formulen a su manera su respuesta y, a partir de ella, definan su actitud fundamental, teniendo en cuenta que ser capaz de enfrentar a la mortalidad de la vida exige cierto grado de madurez y de integración del mundo interior, que posibilita a la persona a integrarse sintiendo la oportunidad en cada fase de la vida, en los altibajos, las luces y las obscuridades, para crecer y ganar libertad interior y así poder realizar este proceso y revelarse sano: física, mental y espiritualmente. Considerando que ser sano no significa estar libre de tales daños si no de convivir con ellos, crecer con ellos y hacerse más plenamente humano.

A partir de la (re) significación del cuerpo para la mujer con cáncer de mama, se permite el fortalecimiento de cuidado de sí mismo para el logro del propósito de crear normativas económicamente factibles y culturalmente apropiadas, a fin de mejorar el desenlace en las personas con cáncer, lo que puede ser considerado en las políticas públicas establecidas haciendo un llamado a la participación del equipo multidisciplinario para el logro de dicho propósito.

En la práctica de enfermería, entender el cuerpo con sus múltiples características, permite que el profesional, las instituciones de salud y las instituciones educativas, tengan una apertura en una práctica interdisciplinaria y/o independiente fundamentada en el conocimiento de las conductas de cuidado del cuerpo y que puedan ser implementadas en los programas académicos de formación en recursos humanos, para que integren en su práctica profesional bases teóricas para el cuidado del cuerpo a través de, un cambio de paradigma para la integración del cuidado cuerpo y familia, colaborando con la mujer a ir vivenciando los sentimientos de seguridad y confianza que necesitan para interiorizar una imagen positiva, estable en sí misma, reconocer y aceptar las propias características, asumir su identidad y los rasgos físicos que la integran potencializando los sentimientos de autoeficiencia, autoestima y autoconfianza.

La ética y estética en el cuidado del cuerpo y familia de la mujer, representan la vivencia satisfactoria y estable de una relación interpersonal, con la participación de las personas significativas que serán la base para la construcción de una corporeidad fortalecida para el desarrollo de una autonomía creciente y de un sistema de desarrollo sano, equilibrado, transformándonos como personas fortalecidas, autónomas, racionales y libres por lo que, "No" representa sólo una tarea a partir de la presentación de una alteración de salud, como lo es el cáncer de mama y los tratamientos que esta conlleva, si no que este cuidado es necesario en todas las etapas de la vida, en donde la familia y el contexto escolar representan un área de oportunidad para sentar las bases teóricas del cuidado del cuerpo, en diferentes programas asistenciales.

Al respecto, Meinel y Shnabel (1987) concluyen que está comprobado que en un cuerpo sano y equilibrado es posible estimular decididamente el desarrollo intelectual, social, estético y moral, pero el cuerpo no es sólo un simple objeto (reservorio de la persona) si no un cuerpo que vive, que expresa, implica hacer, saber, pensar, sentir, comunicar, querer etc.. Es decir manifiesta su corporeidad donde el cuerpo es sólo el vehículo para que la corporeidad se haga presente en el mundo que lo rodea.

Temáticas de investigación generadas a partir de la tesis.

- Lo público y lo privado del cuerpo.
- Espacio, tiempo y movimiento del cuerpo

- Cuerpo del profesional de Enfermería al cuidado de la persona con alteración oncológica y tratamientos mutilantes.
- Cuerpo saludable de diferentes edades.
- Promoción del cuidado, cuerpo y familia.
- Establecimiento de redes de investigación con las temáticas relacionadas.
- Cuerpo y reconstrucción.

REFERENCIAS BIBLIOGRAFICAS

ASOCIACION ESPAÑOLA CONTRA EL CANCER. (2013). *Sobre el Cáncer/ Cáncer de mama*. Recuperado de http//www.aecc.es/

BERTAUX, D. (1999). El enfoque biográfico; su validez metodológica, sus potencialidades. *Centro Nacional de Investigación (CNRS),* Preposiciones 29. Recuperado de http://preval.org/files/14BERTAU.pdf.

------------------(1980). L´approche biographique: Savalidite méthodologique, sespotentialites. *Cahiers internationaux de sociologie,* Vol. XIX, 197 – 225.

BENNER, P. (2000). The roles of embodiment, emotion and life world for rationality and agency in nursing practice. *Nursing Philosophy,* 1(1), 5–19.

BERHERAT, T. (1996). *El cuerpo tiene sus razones.* Buenos Aires Argentina: Paidos,

BLANCO, S. (2010). Vivencias de las mujeres mastectomizadas. Un estudio fenomenológico. *Enfermería Clínica,* 20(6), 327 - 334.

BOFF, L. (2002). *El cuidado esencial. Ética de lo humano compasión por la tierra.* Brasil: Trotta.

------------ (2012). *El cuidado necesario.*Brasil: Trotta.

------------- (1999). *El Águila y la gallina. Como el ser humano se hace humano.* México: Dadar.

BONADONNA, G., ROBUSTELLI, S. (1985). *Manual de oncología médica.* La Habana: Científico -Técnica.

BOURDIEU, P. (2010). *La dominación masculina.* Barcelona España: Anagrama.

------------------- (1986). *Notas provisionales sobre la percepción social del cuerpo en; Materiales de sociología crítica.* Madrid España: La piqueta

BORBÓN, J.E., BEATO, A.I. (2002). Enfoque actual de la problemática salud-sociedad en pacientes con mastectomía. *Revista Cubana de Medicina Militar,* 31(1), 47-53.

BUSTAMANTE, S. (2003). *Enfermería familiar: principios de cuidado a partir del saber (in) común de las familias. Departamento de Salud Familiar y Comunitaria.* Perú: Universidad Nacional de Trujillo Perú.

------------- (2000). *A família e a enfermagem: do saber (in) común ao saber acadêmico do cuidar/cuidado familiar. Um estúdio comparado Rio de janeiro (Brasil)/ Trujillo (Perú).* (Teses de Doutor em enfermeira, Escola de Enfermagem Anna Nery-Universidad Federal do Rio de Janeiro, Brasil).

CAPRA, F. (1998). La trama de La vida. Uma perspectiva de lós sistemas vivos. Barcelona: Anagrama.

CARVALHO V. A. (1997). Enfermagem de Saúde Pública como Prática Social: um ponto de vista crítico sobre a formação da enfermeira em nível de Graduação. *Escola Anna Nery Revista de Enfermagem, 1*(nºespecial), 25 – 41.

CSORDAS, T. J. (Marzo, 1990). Embodiment as a Paradigm for Anthropology. *Ethos,* 18(1). Recuperado de: http://links.jstor.org/sici?sici=0012131%28199003%2918%3A1%3C5%3AEAAPFA%3E2.0.CO%3B2-M

DICCIONARIO UNESCO DE CIENCIAS SOCIALES. (1987). Tomo IV, Barcelona: planeta de Agostini.

DEMO, P. (1985). *Teoria – Porque?, In: 1º Simpósio Brasileiro de Enfermagem.* Florianópolis (SC): Editora da UFSC.

DENZIN, N. K. (1970). *Sociological methods: a souce book.* Chicago: Aldine Publishing company.

DICCIONARIO DE LA LENGUA ESPAÑOLA (2001). Real academia española. Edición 22ª.

ENGELS, F. (1845-1974). *La situación de la clase trabajadora en Inglaterra.* Buenos Aires Argentina: Esencias.

ENSANUT (2012). Encuesta Nacional de Salud y Nutrición 2012.Recuperado de: http://ensanut.nsp.mx

FERRAROTT, F. (Mayo - Agosto 2007). Las historias de vida como método. *Convergencia,* núm. 44. Recuperado de: http://www. Uaemex.mx/ webvirtual/wwwconver/htdocs/rev44/pdf/Franco%20Ferraroti.pdf.

FERNÁNDEZ, A. (2007). *Las lógicas de la colectividad: imaginarios, cuerpos y multiplicidades.*Buenos Aires Argentina: Biblios.

FIGUEIREDO, N.MACHADO W. (2009). *Corpo e saude: condutas clínicas de cuidar.* Río de Janeiro: Aguiadourada.

FIGUEIREDO, N. (1994). O corpo da enfermeira: instrumento do cuidado de enfermeira, um estudo sobre representações de enfermeiras. (Teses de Doutor em enfermeira, Escola de Enfermagem Anna Nery - Universidade Federal do Rio de Janeiro, Brasil).

FOUCAULT, M. (1998). *Historia de la sexualidad. El uso de los placeres.* México.: Siglo XXI,

--------- (1990). *Tecnologías del yo. Y otros textos afines.* Barcelona: Paidos.

------ (1983). *Vigilar y castigar. Nacimiento de la prisión.* México: Siglo XXI.

-------- (1980). *Microfísica de Poder.*Madrid: La Piqueta.

GALLEGOS, M. Y HERNÁNDEZ, D.E. (2008). Bienestar espiritual en pacientes con cáncer de mama identificado a través de la relación enfermera-paciente. *RevEnfermInstMex Seguro Soc,* 16(2), 99-104.

GEORGE JB. (1993). *Teorias de Enfermagem - Os Fundamentos para a Prática Profissional.*Porto Alegre (RS): Artes Médicas.

GOBIERNO DE LA REPÚBLICA. (2013-2014). Plan Nacional De Desarrollo. Recuperado de: http://pnd.gob.mx

GOFFMAN, E. (2012). *Estigma. La identidad deteriorada.* 2ª.ed. Buenos Aires: Amorrortu.

GONZÁLEZ, F. (2006). *La fábrica del cuerpo.* México: Ortega y Ortiz

HEIDEGGER, M. (2009). *El ser y el tiempo.* Madrid: C, Trotta.

HERNÁNDEZ, M. (2006). Metodología de la investigación. 4ta. Ed. México: McGraw-Hill.

HOLMES, D. CHAN, M. (2012).Committed to universal health coverage. *TheLancet,* 380(9845), 879.

HUSSERL, E. (1986). *Meditaciones cartesianas.* México: Fondo de Cultura Económica.

INSTITUTO NACIONAL DE ESTADÍSTICA Y GEOGRAFÍA. (2013). Proyecciones de población y componentes demográficos. Recuperado de: www.inegi. org.mx/estadisticas/2013/población.

JEEVAN, R.., CROMWELL D., TRIVELLA M., LAWRENCE G., KEARINS O., PEREIRA J...SHEPPARD C. (2012). Las tasas de re intervención después de cirugía conservadora de mama para el cáncer de mama entre las mujeres en Inglaterra: Estudio retrospectivo de las estadísticas de los episodios hospitalarios. *BritishMedical Journal.* (BMJ),345 e4505. Recuperado de: http://wwwbmj.com/content/345/bmj.e4505

KNAUL, M. NIGENDA, G. LOZANO, R. AREOLA-ORNELAS, H. LANGER, A. (2009). Cáncer de mama en México; una prioridad apremiante. *Salud pública México,* 51(2), 335-344.

KNAUL, M., GONZÁLEZ, E., GÓMEZ., O., GARCÍA, D., ARREOLA, H., BARRAZA, M., SANDOVAL, R... CABALLERO, F. (2013). Hacia la cobertura universal en salud: protección social para todos en México. *Salud pública Méx.* 55(2), 207 – 235.

LAGARDE, M. (2003). *Los cautiverios de las mujeres: madresposas, monjas, putas, presas y locas.* México: Universidad Nacional Autónoma de México.

LE BRETON, D. (2002). *Antropología del cuerpo y Modernidad.*Buenos Aires: Nueva Visión.

---------------(2002). *Sociología del cuerpo.* Buenos Aires: Nueva visión.

LOPEZ, A. (1996). *Cuerpo humano e ideología. Las concepciones de los antiguos nahuas.* México: UNAM.

LIPOVETSKY, G. (2003). *La tercera Mujer.* Barcelona: Anagrama.

MAFFESOLI, M. (2009). El tiempo de las tribus: El ocaso del individualismo en las sociedades posmodernas. México, D.F.: Siglo XXI Editores, S.A.

MATURANA, H., Y VARELA, F (2004). De Maquinas y seres vivos. Autopoiesis: La organización de lo vivo. 6ta. Ed. Argentina: Lumen.

MARILYN, Y. (1997). *Historia del Pecho. Los 5 Sentidos.* España: Los 5 sentidos.

MEINEL, K., SCHNABEL, G. (1987). *Teoría del movimiento. Síntesis de una teoría de la motricidad deportiva bajo el aspecto pedagógico.* Buenos Aires: Stadium.

MELEIS, A. (2007). *Theoretical Nursing: Development and progress.* Philadelphia: Lippincott Williams & Wilkins.

MERLEAU - PONTY, M. (1985). Phénoménologie de la perceptión. Barcelona: Planeta-Agostini.

MÉXICO, Dirección General de Información en Salud. *Egresos hospitalarios en las unidades médicas de la Secretaria de salud, según entidad federativa, tipo de hospital y tipo de mastectomía.* (Inédito), (2008).

-------------- Presidencia de la Republica. *Reglamento de la Ley General de Salud En Materia de Investigación para la Salud.*(1983, actualizada 2013)

--------------Political Declaration on Universal Health Coverage: Sustaining universal health coverage: sharing experiences and promoting progress Recuperada de: http://www.who.int/healthsystems/topics/financing/ Mexico CityPoliticalDeclarationUniversalHealthConverage.pdf.

MÉXICO, Secretaría de Salud. *Norma Oficial Mexicana. (NOM-041-SSA2.2010). Para la prevención, diagnóstico, tratamiento, control y vigilancia epidemiológica del cáncer de mama.* (Actualizada 19 Noviembre 2010). Recuperada de: www.salud.gob.mx/unidades/cdi/nom/041ssa202.ht.

--------------Secretaría de Salud. *Norma Oficial Mexicana. (NOM-019-SSA3-2013). Para la práctica de enfermería en el Sistema Nacional de Salud.* (Noviembre-2013).

MIER, G.R. (2003). *Seminario teoría Antropológica.* México: ENAH.

MINAYO, M. (2003). Investigación Social: Teoría Método y Creatividad. Argentina: Buenos Aires: Lugar editorial.

------------ (1996). *El desafío del conocimiento: Investigación Cualitativa en salud.* Río de Janeiro: HUCITEC-ABASCO.

MOHAR, A., BARGALLÓ. E., RAMÍREZ., LARA, F. Y BELTRÁN, A. (2009). Recursos disponibles para el tratamiento del cáncer de mama en México. *Salud Pública Méx.* 51(2), 263 – 269.

MONTERO, J.C. (2004). Historia de la patología mamaria. Control de calidad en patología mamaria. Recuperado de: www.cirugest.com/htm/index/php.

MORALES, M. BAZÁN, A. BALLESTEROS, A. (1991). La mama femenina a través de los tiempos y el arte. *Rev Senol Patol Mama;* 4:151-156.

MORIN, E. (2009). *La unidualidad del Hombre.* Curso de Etnología, Maestría en Bioética.

------------- (1999). *Los siete saberes necesarios para la educación del futuro.* Francia: Organización de las Naciones Unidas para la Educación, la Ciencia y la Cultura.

MORSE, J. BOTTORFF, J. HUTCHINSON, S. (1994). The phenomenology of comfort. *Journa of advanced nursing.* 20(1), 190.

NIGHTINGALE, F. (1970). *Notes on Nursing: what it is, and what it is not.* London: Duckworth.

OLABUÉNAGA-RUIZ, J. (1999). *Metodología de la investigación cualitativa.* (2a, ed.) España: Bilbao.

ORGANIZACIÓN MUNDIAL DE LA SALUD (OMS) (2012). Informes sobre la salud en el mundo. Recuperada de: www.who.int.in/es.

------------------------.(2007) Iniciativa mundial de salud de la mama. Recuperada de: www.paho.org/spanich/AD/DPC/NC/PCC-bc-BHGI-Norma

PIEPER, J. (1968). Que é filosofar/Que é acadêmico. São Paulo (SP): Herder.

PORTELA, H. (noviembre 2001). Paradigmas del cuerpo en la educación física. *Revista Digital,* 7(42). Recuperado de: http://www.efdeportes.com/efd42/paradig.htm

ROMÁN J. (1998). *La cirugía en el cáncer de mama desde la mastectomía hasta el tratamiento conservador en: cáncer de mama.* Madrid: Internacional Marketing Communications S.A.

SCOTT, J. (1991). Género: una categoría útil para análisis histórica. Recife: SOS Corpo.

SERRES, M. (1985). *Los cinco sentidos Ciencia, poesía y filosofía del cuerpo.* Madrid: Taurus

SEYLA, B. (1996). *The Reluctant Modernism of Hannah Arendt* London/ California: Thousand Oaks / SAGE Publications.

SEYMOUR, L. (1947). The *Writings of Florence Nightingale*. Oración presentada en el Noveno Congreso del Consejo Internacional de Enfermeras. Atlantic City.

SIMMEL, G. (1986). *Estudio sobre las formas de socialización*. Madrid: Alianza Universidad,

SUÁREZ, JM. (1985). *Actualización del tratamiento del carcinoma mamario*. La Habana: Científico-Técnica.

TOMAS, C. CARVALHO, J.L. (1999). O cuidado ao termino de uma caminhada. Santa Maria: Pallotti.

TORRENS, R.M. TORRENS, C. (2003). *Enfermería de la mujer*. España: DAE.

TORRALBA, F. (1998). Antropología del cuidar. Barcelona: Graficas Lormo.

UNITED STATES DEPARTMENT OF LABOR. (2014). Women's Health and Cancer Rights Act. Recuperado de: http://www.dol.gov/ebsa/

WALDOW, R. (2006). *Cuidar expression humanozadora da enfermagem*. Brasil: vozes, petropili.

ANEXOS

Anexo.1

CONSENTIMIENTO LIBRE Y CON CONOCIMIENTO

Título de la investigación:

"Enfermería y corporeidad de la mujer mastectomizada por cáncer de mama"

Objetivos de la investigación:

1.- Describir y analizar los significados que sobre el cuerpo construye la mujer con cáncer de mama que ha sido intervenida de mastectomía.

2.- Identificar las bases teóricas y prácticas de Enfermería en el cuidado de la de la mujer mastectomizada por cáncer de mama.

Yo: ....,
mexicana, con IFE: ...., mediante la información brindada por la Maestra en Ciencias de Enfermería Mónica Gallegos Alvarado, acepto participar en la investigación y entrevista grabada y fotografiada, con seguridad de la reserva del caso, las informaciones serán confidenciales, mi identidad no será revelada y habrá libertad de participar o retirarme en cualquier fase de la investigación.

Anexo.2

UNIVERSIDAD NACIONAL DE TRUJILLO
ESCUELA DE POSTGRADO
DOCTORADO EN CIENCIAS DE ENFERMERÍA.

NOTA DE CAMPO.

Investigación; "Enfermería y corporeidad en mujeres mastectomizadas por cáncer de mama"

Folio de la participante_____

Nota No._____

Nota de campo. _____
_____
_____
_____
_____
_____
_____
_____
_____
_____

Fecha de la entrevista_____
Tiempo aproximado de la entrevista_____.

Anexo.3

Figura No.6 Aproximacion conceptual del Significado del cuerpo de la mujer mastectomizada por cancer de mama y su cuidado.

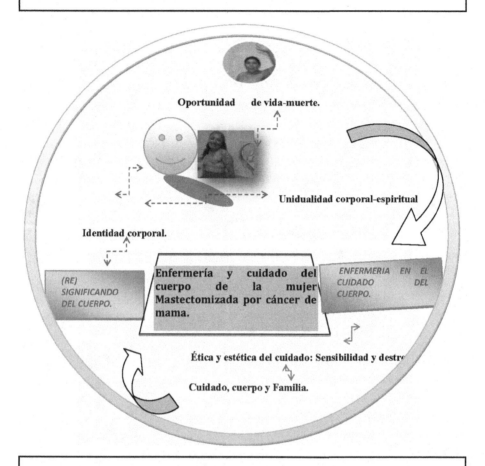

Bases teoricas y practicas del cuidado del cuerpo de la mujer mastectomizada.

Fuente: Elaboración propia, Gallegos M. México 2014.

Printed in the United States
By Bookmasters

Printed in the United States
By Bookmasters